John Maxwell

Ciências Veterinárias na Austrália

John Maxwell

Ciências Veterinárias na Austrália

SciencíaScripts

Cover image: www.ingimage.com

This book is a translation from the original published under ISBN 978-620-2-31917-1.

Publisher:
Sciencia Scripts
is a trademark of
Dodo Books Indian Ocean Ltd. and OmniScriptum S.R.L publishing group

120 High Road, East Finchley, London, N2 9ED, United Kingdom
Str. Armeneasca 28/1, office 1, Chisinau MD-2012, Republic of Moldova, Europe
Printed at: see last page
ISBN: 978-620-7-95057-7

Conteúdo

RESUMO

A ciência veterinária surgiu há cerca de 250 anos, quando a disciplina de "ciência veterinária" foi ensinada pela primeira vez a nível universitário. Mais ou menos na mesma altura, a Austrália tornou-se uma colónia penal da Grã-Bretanha e, inicialmente, tinha pouca necessidade de veterinários. [th]No entanto, a situação alterou-se na segunda metade do século XIX ( ) com o aumento das doenças do gado.

A primeira escola de veterinária da Austrália, o Melbourne Veterinary College, foi criada em 1888. Esta escola privada de veterinária passou a fazer parte da Universidade de Melbourne em 1909. Foram criadas outras escolas na Universidade de Sydney (1910), na Universidade de Queensland (1936) e na Universidade Murdoch em Perth, Austrália Ocidental (1974). [st]Durante a primeira década do século XXI ( ), foram criadas três novas escolas, pelo que existem atualmente sete escolas de veterinária. Com uma população de cerca de 25 milhões de habitantes, a Austrália tem atualmente mais escolas de veterinária *per capita* do que qualquer outro país ocidental.

A ciência veterinária na Austrália foi examinada com base numa revisão da literatura veterinária e nos resultados de investigação recente sobre o tema da ciência veterinária e os serviços que presta neste país.

No contexto australiano, considera-se que existem quatro tipos de serviços veterinários: a prática privada, em que os animais são tratados individualmente; os serviços governamentais, como o controlo de doenças e a quarentena; a investigação, geralmente conduzida por instituições; e o ensino, ministrado por universidades. Alguns veterinários científicos trabalham noutras áreas, mas o seu número é geralmente tão reduzido que são designados por "diversos".

O primeiro domínio examinado foi o dos serviços veterinários, abrangendo toda a gama de práticas privadas - urbanas e rurais, para animais de pequeno e grande porte - prestadas por médicos privados e as prestadas pelo governo. Em seguida, foram examinados os serviços de quarentena animal da Austrália, bem como o papel desempenhado pelos veterinários e, por último, o ensino veterinário foi analisado em pormenor.

Na Austrália colonial, havia pouca procura de serviços de cientistas veterinários. [th]A partir de meados do século XIX, um pequeno número de imigrantes, principalmente britânicos, entrou no país. Durante a Federação, foram envidados esforços para criar um ensino universitário para especialistas agrícolas, como os veterinários, e a maioria dos licenciados entrou para o serviço público. [th]Esta produção de licenciados foi reduzida pela eclosão da Primeira Guerra Mundial e pelo desaparecimento do cavalo como principal meio de transporte e, mais tarde no século, pela "Grande Depressão", de modo que, em meados do século XX ( ), a Austrália contava apenas com cerca de 400 veterinários científicos, repartidos em partes iguais entre funcionários públicos e profissionais privados.

Com a Federação, foi estabelecida uma coesão nacional, nomeadamente no que respeita ao papel dos veterinários. [th]O primeiro reitor da Universidade de Sidney definiu a sua posição e, durante a primeira metade do século XX, os veterinários do governo dominaram a profissão incipiente, mas a situação inverteu-se na segunda metade e, no final do século, os médicos privados, em especial os que praticavam a medicina de pequenos animais nas zonas urbanas, dominavam. No final do século, quando existiam cerca de 6.000 cientistas veterinários, quase 90% tinham entrado na prática.

Durante a maior parte desta fase inicial da ciência veterinária, a atenção centrou-se no gado, mas no último quarto do século, à medida que a agricultura perdia a sua posição preeminente, o interesse pelo gado diminuiu e foi substituído pela atenção aos pequenos animais. Atualmente, são relativamente poucos os veterinários governamentais ou privados que se dedicam à pecuária, estando a maioria deles envolvidos na prática de pequenos animais em áreas urbanas.

Desde a colonização, a Austrália tem importado gado de países onde grassavam doenças graves. [th]As leis estatais de quarentena foram introduzidas no final do século XIX ( ) e regulavam o movimento de gado entre Estados e a partir do estrangeiro. A legislação estatal de importação cessou com a introdução da *Lei* Australiana *de Quarentena (1908). Só em* 2016 é que esta lei foi substituída pela *Lei de Biossegurança (2015).*

Felizmente, quando surgiram doenças exóticas do gado na Austrália, estas não se instalaram ou foram eliminadas. [th]No entanto, a Austrália foi afetada pela febre aftosa, peste bovina, peste suína e outras incursões, pelo que, durante o século XX, foram efectuadas várias investigações sobre o estatuto de quarentena do país. Apesar destas investigações e recomendações para melhorar a quarentena, a Austrália continua a ser vulnerável à importação de doenças exóticas.

[th]O ensino veterinário começou em Melbourne em 1888 e, na primeira década do século XX, foram criados dois cursos universitários, um na Universidade de Melbourne, seguido de outro em Sydney. Um terceiro foi criado na Universidade de Queensland, em Brisbane, seguido de um quarto na Universidade de Murdoch, em Perth.

Na primeira década deste século, foram criadas mais três escolas, tornando a

Austrália o país com a maior concentração de escolas de veterinária *per capita do* mundo ocidental.

Estas escolas funcionam independentemente umas das outras, com diferentes currículos, durações de formação e qualificações. Além disso, algumas escolas oferecem o curso de medicina veterinária a nível de pós-graduação. Este facto deu origem a alguma confusão quanto às qualificações dos licenciados em medicina veterinária, e cada escola está atualmente sujeita a uma avaliação da qualidade dos seus licenciados.

Durante as primeiras décadas deste século, o autor estudou vários aspectos da ciência veterinária na Austrália. O primeiro estudo limitou-se aos veterinários da Austrália Ocidental e um estudo posterior abrangeu a profissão como um todo.

No primeiro caso, foi efectuada uma comparação entre os veterinários públicos e os veterinários científicos que exerciam a sua atividade nas zonas rurais. Enquanto os primeiros se ocupavam exclusivamente de animais de criação, principalmente ovinos e bovinos, os segundos prestavam um serviço clínico a animais de valor, como cães, gatos, cavalos e bovinos.

O segundo estudo foi concebido para esclarecer os serviços veterinários, a quarentena e o ensino na Austrália. Foi realizado através de um inquérito por questionário enviado a todos os veterinários registados, seguido de entrevistas orais com o pessoal da quarentena e os reitores e directores das sete escolas de veterinária da Austrália. Neste estudo, foram consideradas alternativas aos modelos actuais, uma vez que se concluiu que os modelos actuais podem já não ser viáveis.

AGRADECIMENTOS

Em primeiro lugar, reconheço o Deus da Bíblia, que criou o céu e a terra e toda a vida neles existente, e que se encarnou em Jesus Cristo para trazer a salvação à humanidade pecadora. Agradeço à mulher da minha vida, Julie Ann, que casou comigo há 56 anos. Agradeço aos meus filhos e netos, bem como aos meus funcionários, clientes e pacientes, que me ensinaram a ser humilde.

COMUNICAÇÕES

Maxwell, J.A.L., Costa, N.D., Layman, L.L., e Robertson, I.D. (2008). Estudos sobre os serviços veterinários rurais na Austrália Ocidental: Parte A. Serviços veterinários governamentais. *Australian Veterinary Journal.* 86:7-11.

Maxwell, J.A.L., Costa, N.D., Layman, L.L., e Robertson, I.D. (2008). Estudos sobre os serviços veterinários rurais na Austrália Ocidental: Parte B. Prática rural. *Australian Veterinary Journal.* 86:74-80.

Maxwell, J.A.L, (2009). Prática veterinária rural na Austrália Ocidental: 1964 a 2007. *Tese de doutoramento da Universidade de Murdoch, Perth.* Pp 1-233.

Maxwell, J.A.L, (2016). História da educação veterinária na Austrália. *Registo da história veterinária australiana.* 76:20-31.

Maxwell, J.A.L. (2016). História dos serviços veterinários na Austrália. *Registo da história veterinária australiana.* 76: 32-44.

Maxwell, J.A.L. (2017). A situação do ensino veterinário na Austrália. *Animal Husbandry, Dairy and Veterinary Science.* doi:10.15761/AHDVS.1000113 Volume 1(3):1-6.

Maxwell, J.A.L. (2017). A situação dos serviços veterinários na Austrália. *Animal Husbandry, Dairy and Veterinary Science.* doi:10.15761/AHDVS.1000114 Volume 1(3):1-6.

Maxwell, J.A.L. (2017). A situação atual da quarentena de bovinos na Austrália. *Animal Husbandry, Dairy and Veterinary Science.* doi:10.15761/AHDVS.1000115 Volume 1(3):1-6

Maxwell, J.A.L (2018). História da quarentena de gado na Austrália. *Pecuária, laticínios e ciência veterinária.* Doi:1015761/AHDVS.1000131. Volume 2(2):1-4.

Maxwell, J.A.L (2018). Veterinários australianos e a revisão de Frawley de 2002. *Tese DVMSc da Universidade de Murdoch, Perth.* Pp 1-214.

Maxwell, J.A.L (2018). Porque é que a Austrália não tem um serviço veterinário eficaz para ovinos*? Actas da conferência combinada de 2018 da ASAV, SCGV e AVBIG,* Melbourne, Victoria, Austrália. Pp 251-256.

Maxwell, J.A.L (2018). O fracasso em fornecer um serviço veterinário eficaz para ovinos na Austrália. *Revista integrativa de biociências veterinárias* 2(3):1-5. DOI:10. 31038/IJVB. 1000114.

Maxwell, J.A.L (2018). A ciência veterinária tem futuro na Austrália? *Insights em ciência veterinária.* 2018; 2:018-026. https://doi.org/10.29328/journal.ivs. 1001010

Capítulo 1: Introdução

Em 1888, William Tyson Kendall fundou o Melbourne Veterinary College (MVC) em conjunto com a sua clínica veterinária privada em Fitzroy, um subúrbio de Melbourne (Albiston 1951).

Cerca de 20 anos mais tarde, esta instituição privada, que tinha produzido 61 licenciados, foi incorporada na primeira faculdade de veterinária criada numa universidade australiana, a Universidade de Melbourne. No ano seguinte, foi criada uma segunda faculdade na Universidade de Sydney (Anon 1925a e b).

thDurante o século XX, foram criadas duas outras escolas de veterinária, primeiro na Universidade de Queensland, em 1936, e depois na Universidade de Murdoch, na Austrália Ocidental, em 1974 (Seddon 1951; Clark e Grandage 2005).

Os licenciados destas escolas trabalharam em instituições como o governo, o meio académico, a indústria e a prática clínica privada.

Foram criados cargos veterinários governamentais, tanto a nível estatal como federal; foram criados cargos académicos nas quatro escolas veterinárias universitárias e foram criados cargos em empresas farmacêuticas, sociedades anónimas e cooperativas agrícolas. Estes cientistas veterinários serviam os objectivos da instituição empregadora e recebiam um salário por isso, enquanto os que trabalhavam em consultório privado serviam diretamente o proprietário do animal e recebiam honorários pelos serviços prestados (Maxwell 2018).

th Os veterinários institucionais predominaram durante a primeira metade do século XX, enquanto na segunda metade predominou a prática clínica, para pequenos ou grandes animais. Atualmente, a esmagadora maioria dos licenciados em medicina veterinária entra na prática clínica e a maioria fá-lo na prática clínica urbana de cães e gatos ((Churchward 1972; Morris et al 1972; Pearson 2011; Maxwell 2018).

thNo último quarto do século XX, a ciência veterinária passou por uma série de convulsões. Em primeiro lugar, o colapso da produção pecuária australiana e, com ela, dos serviços veterinários rurais, em segundo lugar, o questionamento da eficácia do sistema de quarentena animal da Austrália e, em terceiro lugar, a revolução que mudou o ensino superior australiano (Gannon 1975; Lindsay 1988; Nairn et al 1996; Croucher *et al* 2013).

Estas mudanças sísmicas precipitaram uma revisão dos serviços veterinários pelo governo australiano. A revisão foi empreendida porque as indústrias pecuárias e os sistemas de saúde animal da Austrália estavam preocupados com o facto de a capacidade veterinária estar a sofrer uma erosão e não estar à altura dos desafios futuros. Foi concebida para avaliar as necessidades futuras da Austrália em matéria de saúde animal e o papel, a disponibilidade e a capacidade dos cientistas veterinários para responder a essas necessidades. Centrou-se nos serviços veterinários rurais, na quarentena de gado e na educação veterinária (Frawley 2003).

Esta monografia apresenta a perspetiva pessoal do autor sobre o estado atual da ciência veterinária na Austrália. Ao efetuar esta revisão, o autor baseou-se na literatura veterinária australiana e em resultados de investigação recentes (Maxwell 2009; 2018). As citações são apresentadas em itálico e num tipo de letra diferente para maior clareza.

Capítulo 2. Análise da literatura

Sabemos que a cirurgia animal foi praticada há 4.000 anos e que tem sido uma profissão desde então. (Tucker 1956). A medicina e a cirurgia veterinárias modernas tiveram início há cerca de 250 anos, com a criação de cursos universitários e universitários para o estudo das doenças dos animais e a formação de indivíduos para trabalharem no domínio especializado da "ciência veterinária" (Gunn 1927; Smithcors 1958).

Mais ou menos na mesma altura, a Grã-Bretanha estabeleceu uma colónia penal na costa leste da *Terra Australis* (1788) e começaram a chegar cirurgiões veterinários qualificados durante o século seguinte. Embora a economia da colónia dependesse quase inteiramente da agricultura e da criação de animais, demorou algum tempo até que a educação veterinária estivesse disponível na Austrália (Fisher 1993 a; Mylrea 1994).

thCem anos após a colonização, o Melbourne Veterinary College (1888) começou a formar cientistas veterinários e, na primeira década do século XX, foram criadas faculdades de veterinária nas Universidades de Melbourne e Sydney (Clements 1976; Canfield 2012).

Um dos primeiros licenciados australianos definiu o âmbito da ciência veterinária, descrevendo as suas quatro áreas de intervenção:

1. Prática em que foi efectuado um tratamento ou prevenção individual dos animais ;
2. Controlo estatal das doenças, geralmente para os efectivos ;
3. Investigação, que se ocupa da procura de conhecimentos sobre doenças e epidemias;
4. Os estudantes recebiam formação nos princípios básicos da ciência veterinária (Seddon 1961).

Na altura do estabelecimento do ensino veterinário universitário na Austrália, o mundo estava imerso na Primeira Guerra Mundial, que, juntamente com o fabrico de automóveis que substituíam o cavalo como meio de transporte, significava que poucos licenciados saíam das escolas veterinárias australianas e a faculdade de Melbourne deixou de admitir estudantes veterinários universitários (Anon 1929).

thEm 1936, foi criada uma terceira escola de veterinária na Universidade de Queensland, mas a Segunda Guerra Mundial interrompeu o fluxo de licenciados e o resultado desta série de acontecimentos significou que poucos australianos se qualificaram como cientistas veterinários na primeira metade do século XX (Seddon 1961). Após 50 anos de atividade, a Universidade de Sydney tinha formado apenas 263 veterinários, uma média de pouco mais de cinco por ano (Canfield 2011). Em 1950, a Austrália tinha cerca de 400 cirurgiões veterinários registados (Pearson 2011).

Nessa altura, as tentativas de estabelecer uma clínica rural falharam por duas razões principais. Em primeiro lugar, a política governamental consistia em prestar um serviço de saúde animal à comunidade agrícola sem custos directos, pelo que os médicos rurais, que cobravam pelos seus serviços, estavam a competir com um serviço governamental gratuito. Em segundo lugar, a comunidade agrícola passou a ver-se como a aristocracia fundiária e, tal como os aristocratas ao longo da história, sentiu que era um privilégio servi-la e que era impertinente cobrar por esse serviço (Fethers 1933; Needham 1958; Neiderer 1958; Maxwell 1978).

Um artigo histórico descreveu a relação entre cientistas veterinários institucionais e praticantes como "tensa", resultando em "batalhas pela preeminência e prestígio". Distingue entre os dois referindo-se aos veterinários institucionais como "cientistas veterinários" e aos veterinários em exercício como "cirurgiões veterinários", embora tenham frequentado os mesmos cursos universitários e se tenham licenciado com o mesmo grau (Caple 2011).

Nas vésperas da Segunda Guerra Mundial, os membros da Associação Veterinária Australiana (AVA) debateram a "nacionalização dos veterinários australianos". O protagonista argumenta que as escolas de veterinária foram criadas para fornecer licenciados ao exército e aos criadores de gado, devendo, por conseguinte, ser todas colocadas sob o controlo do governo. Cita outros países que adoptaram uma administração centralizada dos seus serviços veterinários e considera que a Austrália deveria fazer o mesmo. Com a nacionalização, os médicos privados deixam de existir. [thth]O seu opositor salientou que o ensino veterinário universitário se tinha desenvolvido como resultado das devastadoras epidemias de doenças do gado dos séculos XVIII e XIX e concluiu que o antagonismo entre veterinários institucionais e veterinários praticantes estava a causar danos incalculáveis à profissão na Austrália (Bull 1938).

Os cuidados dispensados pelo homem aos animais são provavelmente tão antigos como a sua domesticação. Encontram-se relatos de cuidados prestados aos animais em manuscritos antigos, nomeadamente no texto massorético do Antigo Testamento da Bíblia e no código de leis babilónico de Hamurabi. A história intermédia dos cuidados veterinários com os animais é largamente desconhecida (Tucker 1956; Kendal 1988; Dunlop e Williams 1996). Durante a "Idade Média", os cuidados com o gado eram prestados por pastores e artesãos como os ferradores (Smithcors 1958; Karasszon 1988).

thO renascimento dos cuidados veterinários começou no século XVIII ( ) com o estabelecimento da "profissão veterinária" através do reconhecimento dos diplomados das escolas veterinárias universitárias (1762 a 1821). A partir dessa altura, os cuidados de saúde animal passaram a ser da competência do conhecimento científico e da sua aplicação. Os prestadores históricos de cuidados aos animais foram retratados como empiristas, charlatães e charlatães, em oposição aos licenciados com formação científica. A ciência tinha chegado e substituído o empirismo. Embora se reconheça que o ferrador foi o antecessor do veterinário (Smith 1927), durante esta transição a ciência foi apresentada como uma coisa boa e o empirismo e o aprendiz de ferrador foram condenados (Schwabe 1984; Fisher 2002). No seu tratado que traça o desenvolvimento do London Veterinary College, Pugh (1962) comparou os ferradores a charlatães.

Na Austrália, o ensino veterinário foi dirigido por homens qualificados em instituições veterinárias britânicas, como Kendall, Woodruff e Stewart, que foram pioneiros no ensino baseado no modelo britânico. Os primeiros licenciados em veterinária receberam formação segundo o modelo médico humano, com ênfase na anatomia, patologia, microbiologia, medicina e cirurgia. Os que entraram na prática fizeram-no como médicos terapêuticos e cirurgiões, enquanto os que entraram na investigação se tornaram patologistas, bacteriologistas ou parasitologistas e representaram os primeiros especialistas da profissão. Este compromisso com a ciência reflecte-se no grau atribuído, o Bachelor of Veterinary Science (BVSc).

thA procura de serviços veterinários no final do século XVIII provinha da agricultura, dos transportes e do exército. Durante a Primeira Guerra Mundial, o principal trabalho dizia respeito aos cavalos de cavalaria (Anon 1925a e c; Albiston 1951; Fisher 1993; Parsonson 2005). O cavalo era visto como o principal animal a ser tratado e, com o desaparecimento do cavalo como meio de transporte, a carreira dos cientistas veterinários era vista como limitada. Esta perceção pode ter levado ao encerramento da primeira escola veterinária australiana para estudantes universitários e pôs em causa a existência da segunda escola.

Para apoiar a iniciativa do governo federal de promover a agricultura, os estados criaram departamentos de agricultura para disseminar o conhecimento agrícola para a crescente comunidade agrícola. thE foi para aqui que gravitaram os licenciados em veterinária durante a primeira parte do século XX.

Devido a esta generosidade governamental, a comunidade agrícola esperava que o governo fornecesse conselhos sobre solos, pastagens, culturas e gado sem custos directos, e assim desenvolveu uma atitude de 'serviço gratuito' em vez de 'taxa por serviço'. Quando os profissionais se aventuraram na prática rural, foram confrontados com um ambiente hostil, com uma clientela que não estava disposta a pagar pelo serviço que prestavam (Fethers 1933; Cole 1958). Outro problema dizia respeito ao serviço prestado, uma vez que a abordagem terapêutica era considerada insuficiente quando aplicada aos efectivos (Filmer 1947).

Federação anterior a 1901

Com o estabelecimento da colónia em 1788, não houve necessidade imediata de serviços veterinários. O gado que chegava com a primeira e segunda frotas era tratado por aqueles que sabiam tratar de cavalos e gado. Os ferradores eram "empregados para ferrar e tratar dos cavalos do governo, do gado, etc., e em 1822 havia 14 ferradores com competências veterinárias". Os cientistas veterinários eram considerados competentes para lidar com as doenças do cavalo, mas as doenças dos ovinos e dos bovinos não eram consideradas de interesse para eles e não eram solicitados os seus serviços em relação a estas espécies (Fisher 1994).

Pensa-se que o primeiro cirurgião veterinário qualificado a abrir um consultório foi John Stewart, licenciado pela Universidade de Edimburgo (1827). Stewart chegou à Austrália em 1841 e abriu um consultório em Sydney (Fisher 1994). [th]Embora a população pecuária da Austrália tivesse ultrapassado a da Grã-Bretanha no final do século XIX, as perspectivas para a prática veterinária eram fracas. A baixa incidência de doenças animais, o baixo valor económico dos animais e os métodos de gestão agrícola adoptados foram considerados responsáveis por esta situação (Stewart 1913; Fisher 1994).

[th]As mudanças na agricultura ocorreram na segunda metade do século XIX devido ao aumento dramático da população humana e ao surto de doenças do gado na Austrália. A corrida ao ouro de 1851 trouxe um grande número de pessoas para a Austrália. Alguns enriqueceram, mas não a maioria, e a Austrália foi inundada com migrantes à procura de uma forma de ganhar a vida. Como resultado, foram aprovadas leis para incentivar a agricultura. Na Austrália Ocidental, por exemplo, o governo promulgou legislação (Homestead Act, 1883 e Land Act, 1898) para permitir a colonização de novas terras. O Agricultural Bank foi criado em 1894 para conceder adiantamentos aos colonos com capital limitado. O Bureau of Agriculture foi também criado em 1894 para regular as indústrias rurais e os seus produtos (Burvill 1979). Quando surgiram doenças no gado, nas décadas de 1860 e 1970, os agricultores procuraram aconselhamento junto de membros da profissão médica (Parsonson 1998).

Em New South Wales, John Pottie (MRCVS) trabalhava a tempo parcial no

Stock Branch, mais tarde denominado Stock Department, e o primeiro veterinário a tempo inteiro foi Arthur Willows (MRCVS). Estes departamentos estatais de stocks tornaram-se os precursores dos departamentos estatais de agricultura. Edward Stanley (FRCVS) substituiu Willows e ocupou o cargo de 1884 a 1892, altura em que se tornou Inspetor Veterinário Chefe do Conselho de Saúde (Fisher 1995).

Qualquer australiano que desejasse obter uma qualificação veterinária tinha de se deslocar ao Reino Unido. James Douglas Stewart, neto de John Stewart e futuro Diretor da Faculdade de Medicina Veterinária da Universidade de Sidney, foi um dos que deu esse passo.

[th]Durante o século XVIII ( ), ocorreram na Europa perdas catastróficas de gado devido à "peste bovina", seguidas de epidemias de febre aftosa e de pleuropneumonia bovina contagiosa (CBPP). Em consequência, a agricultura britânica adoptou medidas radicais para combater estas doenças. Além disso, foram introduzidos dispositivos mecânicos de plantação de sementes (Jethro Tull) e técnicas de reprodução dirigidas para melhorar a qualidade do gado (Robert Bakewell). Além disso, foram criadas várias sociedades agrícolas e foi dado um impulso geral ao ensino agrícola (Parsonson 1998).

Nessa altura, o comércio de animais e de produtos de origem animal era livre. No entanto, só entre as décadas de 1850 e 1870 é que as colónias tiveram conhecimento de algumas das doenças que se viriam a revelar dispendiosas para as indústrias pecuárias em desenvolvimento, tendo sido aprovadas várias leis para controlar a sua propagação. A primeira lei de controlo das doenças animais foi aprovada em 1832 para combater a doença infecciosa dos ovinos conhecida como "sarna". Seguiram-se outras leis para controlar o carbúnculo bacteriano, a peste bovina, a febre aftosa e a varíola ovina (Hindmarsh 1967 e 1971).

A primeira conferência veterinária inter-colonial da Austrália foi uma conferência de inspectores-chefes de gado, veterinários e criadores das colónias australianas e da Nova Zelândia, realizada em Sydney em 1886. Esta primeira reunião tornou-se a precursora das futuras conferências veterinárias interestatais (Beardwood 1972).

A primeira ação oficial para impedir a entrada de doenças foi tomada na Tasmânia em 1838, em resposta a um surto de catarro no distrito de Port Phillip, em Nova Gales do Sul, como Vitória era então conhecida. Em 1832, a sarna tinha-se tornado uma epizootia em New South Wales e a colónia aprovou a sua primeira *lei sobre a sarna. Inicialmente,* os esforços de controlo destinavam-se a separar os rebanhos individualmente, mas em 1854 foi introduzido o controlo nas fronteiras do Estado através do *Sheep Scab Act 1854*. Estas medidas não passaram sem contestação, uma vez que os animais e as plantas tinham sido importados desde o início da colónia e muitos queriam poder continuar a introduzir várias espécies para ver quais se adaptariam ao clima australiano.

Fisher concluiu que, na década de 1870, a necessidade de quarentena se tinha tornado óbvia. A experiência com a sarna ovina, a introdução da PBC e a ameaça da febre aftosa deram um impulso à introdução de medidas de quarentena. A origem de um sistema de quarentena unificado foi estabelecida pela *Lei da Quarentena de 1908* (Fisher 2002a, b e c).

[th]Embora o gado tenha chegado com a primeira frota em 1788 e as indústrias pecuárias tenham sido responsáveis pelo crescimento e prosperidade da Austrália no século XIX, só 100 anos mais tarde é que foi reconhecida a necessidade de veterinários com formação local (Hindmarsh 1960; Fisher 1995). William Tyson Kendall ficou conhecido como o "pai da educação veterinária na Austrália". Nascido em Inglaterra (1851) e licenciado pelo Royal Veterinary College, Londres (1873), Kendall exerceu a sua profissão durante seis anos antes de emigrar para a Nova Zelândia. No entanto, durante uma paragem em Melbourne, decidiu estabelecer uma clínica nessa cidade (Anon. 1936c; Albiston 1951; Taylor 1992).

Com um colega (Graham Mitchell), Kendall fez lobby, sem sucesso, para a criação de uma escola de veterinária na Universidade de Melbourne e, como resultado, fundou uma escola pública, o Melbourne Veterinary College, em 1888. A expensas próprias e em ligação com o seu consultório em Fitzroy, Kendall organizou um curso de veterinária de quatro anos que permitia aos licenciados usar o título de "Licenciado do Melbourne Veterinary College" (Albiston 1951; Pullar 1958; Taylor 1992). Sessenta e um estudantes formaram-se nos 20 anos de existência da faculdade e foram oficialmente reconhecidos em Vitória pela *Lei dos Cirurgiões Veterinários de 1887* (Albiston 1951; Taylor 1992; Arundel 1995).

Século XX

Num discurso proferido na Associação Australiana para o Avanço da Ciência em 1913, o Diretor da Faculdade de Veterinária da Universidade de Sidney, J.D. Stewart, falou das questões importantes para os cientistas veterinários nos primeiros tempos desta nova nação: "Há cinquenta anos, a posição dos seguidores da ciência veterinária na Austrália não era de modo algum invejável. Especificamente, era financeiramente pobre e socialmente insatisfatória. O desenvolvimento mais importante da ciência veterinária na Austrália foi, sem dúvida, o estabelecimento de escolas veterinárias pelas Universidades de Melbourne e Sydney" (Stewart 1913). *Stewart aborda* todas as questões importantes para esta profissão incipiente - prática privada, baixos rendimentos, baixo estatuto social, educação veterinária, serviços veterinários governamentais e quarentena - questões que continuam a atormentar a profissão até aos dias de hoje.

Com o início do governo centralizado na Austrália durante a Federação, a ideologia socialista tornou-se predominante e, durante a maior parte da nossa história, os serviços veterinários foram prestados pelo governo à comunidade agrícola sem custos directos. Em vez disso, todos pagavam por estes serviços através de impostos, o que era justificado pelo facto de se tratar de um "bem público". O médico veterinário, que cobrava um imposto, estava em concorrência com um "serviço gratuito", o que constituía a principal causa do fracasso da prática privada. Assim, no domínio da criação de animais, existia uma concorrência entre o "serviço gratuito" prestado pelos veterinários institucionais e os veterinários privados que cobravam taxas (Baker 1936).

thDurante a primeira metade do século XX, os veterinários do governo dominaram, como se pode ver num artigo que descreve pormenorizadamente a investigação sobre doenças dos ovinos até 1950, no qual Bull (1951) demonstra que toda a investigação significativa sobre ovinos foi realizada por cientistas veterinários que trabalhavam para vários departamentos estatais de agricultura, numa das três faculdades de veterinária universitárias ou no CSIR/CSIRO.

th O cisma que se desenvolveu no seio da profissão na primeira metade do século XX pode ser visto como tendo dividido a profissão em dois campos. O campo institucional, que operava no ambiente de investigação e era retratado como um cientista dedicado, foi colocado contra o campo profissional, que lidava com o público proprietário de animais e cujo interesse era o dinheiro. Estes estereótipos não eram inteiramente exactos.

Uma exceção notável a esta discriminação foi Herbert Robert Seddon, que se licenciou na Universidade de Melbourne em 1913 e se tornou o reitor fundador da Universidade de Queensland. Discursando no jubileu de prata da escola, Seddon (1961) identificou o papel desempenhado pelos médicos veterinários no desenvolvimento dos serviços veterinários neste país e, ao contrário de muitos dos seus colegas académicos, Seddon reconheceu a contribuição do médico veterinário.

Em 1958, na Assembleia Geral Anual da AVA, foram proferidas três palestras sobre as condições enfrentadas pelos profissionais rurais que tentavam estabelecer-se em distritos de ovinos. A primeira afirmou: "Eu diria que é impossível ganhar a vida como médico num distrito de ovinos" (Cole 1958). O segundo e o terceiro expressaram opiniões semelhantes: "Provavelmente, a primeira regra da prática num distrito de ovinos deveria ser não depender demasiado do trabalho com ovinos" (Taylor 1958), "Se olharmos para os registos de uma prática especializada no trabalho com ovinos, a maioria dos casos envolve outros animais que não os ovinos" (Osborne 1958).

Depois de ouvir o que os médicos veterinários rurais tinham a dizer sobre os desafios que enfrentam na prestação de serviços aos criadores de gado, Hugh Gordon, da Escola de Veterinária da Universidade de Sydney, partilhou os seus pensamentos numa carta ao editor do AVJ. Os desenvolvimentos na produção animal abriram novas oportunidades para a ciência veterinária e já não é suficiente curar doenças, sendo agora necessário preveni-las e promover a produtividade animal, o que significa que os profissionais que tratam dos animais de criação têm de se adaptar a estes desenvolvimentos. No entanto, advertiu: "Esta é uma situação grave que não pode esperar indefinidamente para ser rectificada. Estaremos a fazer remendos enquanto o nosso mercado agrícola de serviços veterinários arde? Hugh Gordon foi o primeiro a fazer soar o alarme de que nem tudo estava bem com os serviços veterinários na Austrália (Gordon 1959).

thDurante a segunda metade do século XX, a composição da força de trabalho veterinária australiana foi objeto de relatórios (Churchward 1972; Morris *et al* 1972; Wales 1975). Do número total de cientistas veterinários, 51% exerciam a profissão, 14-26% estavam no governo, 10-14% no meio académico e os restantes na indústria e em várias outras categorias. thA tendência era clara: um aumento do número de profissionais e uma diminuição do número de funcionários públicos veterinários, em contraste com a primeira metade do século XX.

Isto ocorreu na altura do colapso das indústrias pecuárias australianas, resultante da recessão rural dos anos 60/70 e do fracasso da introdução de raças exóticas de carne de bovino em meados dos anos 70, conhecido como o "Beef Boom Crash" (Sutherland e Gannon 1976).

A contração dos serviços veterinários rurais prosseguiu e conduziu a mudanças importantes: em primeiro lugar, a substituição do termo "profissão veterinária" por "indústria veterinária"; em segundo lugar, o excesso de oferta de licenciados em veterinária; em terceiro lugar, a mudança do género dos licenciados, de masculino para feminino; em quarto lugar, as tentativas de desenvolver abordagens diferentes para a gestão do gado; e, em quinto lugar, a perturbação do ensino universitário.

Desde os dias do Melbourne Veterinary College de Kendall (Anon.1936; Albiston 1951; Taylor 1992), a ênfase tem sido colocada na formação da profissão veterinária australiana através do registo de cientistas veterinários qualificados pela universidade. [th]A aprovação da *Lei dos Cirurgiões Veterinários de 1887* em Victoria tinha como objetivo assegurar este resultado e, durante a primeira metade do século XX, não havia dúvidas de que ser um cientista veterinário era ser um membro da profissão veterinária. [th]No entanto, ocorreu uma mudança subtil na profissão no último quarto do século XX, quando as práticas veterinárias adoptaram serviços para além da realização de procedimentos cirúrgicos veterinários. Por exemplo, para aumentar os seus rendimentos, os consultórios adoptaram o "merchandising", como a distribuição de medicamentos, a venda de líquidos de limpeza, a vacinação e a criação de cordeiros e a venda a retalho de alimentos para cães e gatos (Tait 2003). Ao mesmo tempo, as empresas farmacêuticas e os grossistas de medicamentos apresentaram-se como parceiros das clínicas veterinárias e não tardou muito para que surgisse o termo indústria veterinária, que domina atualmente.

Até à década de 1970, a procura de veterinários excedia a oferta, mas a situação alterou-se com a produção excessiva de licenciados em veterinária nas quatro escolas australianas (Morris *et al* 1976; Frost 1977; Widdows 1976; Anon 1977; Alexander 1978).

A predominância de cientistas veterinários do sexo masculino começou a diminuir no final da década de 1970 e esta mudança pode ser facilmente observada com a entrada de estudantes na Escola de Veterinária da Universidade de Murdoch em WA. Na primeira turma de licenciados de 1979, 20 de 32 estudantes (63%) eram do sexo masculino, ao passo que na turma de licenciados de 2007, apenas 11 de 77 estudantes (17%) eram do sexo masculino. Nos anos 50 e 60, a medicina veterinária era retratada nos livros de James Herriot; era uma atividade masculina - trabalho duro e físico com longas horas, 24 horas por dia, 365 dias por ano - que exigia um homem fisicamente forte. Atualmente, porém, com a predominância de mulheres licenciadas, surgiu uma imagem mais suave e carinhosa (Lofstedt 2003; Miller 2012).

Desde o início da era moderna dos serviços veterinários, a ênfase foi colocada na prestação de um serviço terapêutico a animais doentes individuais, reflectindo a abordagem da medicina humana. No entanto, esta abordagem foi seriamente posta em causa por aqueles que se ocupavam dos animais de criação. [th]Só em meados do século XX é que foi seriamente considerada uma mudança de abordagem. A abordagem tradicional do animal individual, embora útil para os animais de elevado valor intrínseco, como o gado, não era adequada para os efectivos comerciais. A solução consistia em preocupar-se não só com a saúde de um efetivo, mas também com a sua produtividade, pelo que foram examinadas formas de promover tanto a saúde como a produtividade. Na Austrália, os médicos privados estavam interessados não só em prevenir problemas sanitários graves, mas também em promover a produtividade dos animais (Osborne 1958; Johnstone 1964; Maxwell 1978), tal como os académicos (McFarlane 1963; Dowling 1963; Blood 1964). A Universidade de Melbourne lançou dois programas, um para bovinos leiteiros na década de 1970 e outro para bovinos e ovinos em 1983, e a AVA organizou uma conferência descrevendo a abordagem da medicina preventiva e da produção animal no final da década de 1980 (Abbott 1988; Bell 1988). Em honra do Professor Blood, foi organizada uma conferência em Melbourne para promover esta abordagem (Hughes 1985). Desde então, os apelos à adoção desta abordagem praticamente cessaram.

[th]Durante quase 200 anos, a prosperidade da Austrália dependeu da produção primária, mas nos últimos 50 anos do século XX assistiu-se a um aumento do valor da nossa riqueza mineral e das nossas indústrias, acompanhado de um declínio das nossas indústrias agrícolas (Massy 2011). Os veterinários rurais não tardaram a reconhecer este declínio e tentaram chamar a atenção para ele durante a década de 1970 (Seir *et al* 1971; Gannon 1976; Sutherland e Gannon 1976; Lewis *et al* 1979). No entanto, nada de eficaz foi conseguido e a AVA falhou completamente em lidar com a situação, com um dos seus membros a declarar que a prática rural não tinha reparação (Auty 1976). Desde então, em desespero, a prática rural tem procurado todos os meios para sobreviver, incluindo a comercialização, a venda de alimentos para animais de estimação e a promoção da pseudociência (Maxwell *et al* 2008; Stephens 2012; Maxwell 2018).

As leis estaduais de quarentena, em vigor desde 1871, regulavam a importação de animais do interior do Estado e do estrangeiro. A legislação estatal sobre as importações do estrangeiro cessou quando o governo federal aprovou a *Quarantine Act* (1908), mas o controlo dos movimentos interestatais continuou a ser da responsabilidade do Estado. A peste bovina fez a sua primeira e única aparição documentada na Austrália em Fremantle, em 1923 (Throssel 1980; Clark 2008). O veterinário-chefe de Victoria, W.A.N. Robertson, tomou o assunto nas suas próprias mãos, confirmando o diagnóstico, colocando em quarentena as explorações infectadas, instituindo o abate e implementando um programa de erradicação. Cerca de 28 manadas foram afectadas e quase 3.000 bovinos foram abatidos (Robertson 1923; Anon. 1925). Como resultado, foi criada a Divisão de Higiene Veterinária no Departamento Federal de Saúde e Robinson foi nomeado o primeiro Diretor de Higiene Veterinária (Doyle 2002).

As epidemias periódicas de peste suína clássica (cólera suína) foram erradicadas e tornaram-se uma doença de declaração obrigatória (Turner 2011). A doença de Newcastle foi diagnosticada em aves de capoeira em 1930 e 1932 (Arundel 1993) e o tremor epizoótico foi diagnosticado em ovinos importados da Grã-Bretanha (Bull e Murnane 1958).

Na década de 1970, foi construída uma série de estações de quarentena offshore para alojar animais de alto risco e, devido ao êxito da erradicação da CBPP, a Austrália iniciou programas de erradicação da tuberculose e da brucelose (Lindsay 1988; Gee 1994). A metrite contagiosa equina foi diagnosticada e controlada em 1977 (Hazard *et al* 1979) e, em 1978, o vírus da língua azul foi isolado a partir de amostras de insectos de rotina no Território do Norte. No entanto, não foram registados casos em bovinos (St George et al 1979; St George 2016).

Na década de 1980, a Austrália elaborou um plano de emergência veterinária (AUSTVETPLAN). O Serviço Australiano de Saúde e Quarentena Agrícola foi criado, antes de ser substituído em 1986 pelos Serviços Australianos de Quarentena e Inspeção (AQIS). Em 1988, o Department of Primary Industries and Energy encomendou uma revisão da quarentena intitulada "Australian Quarantine Requirements for the Future", conhecida como Lindsay Review (Lindsay 1988). Tratou-se de uma análise aprofundada da quarentena na história da Austrália, que concluiu que a questão mais importante sobre a quarentena era saber se funcionava efetivamente. A este estudo seguiu-se outro em 1996. Esta análise, intitulada "Quarentena australiana: uma responsabilidade partilhada", ficou conhecida como a "Análise Nairn" e instituiu uma série de alterações importantes (Nairn 1996).

[th]Embora o gado tenha chegado com a primeira frota em 1788 e as indústrias pecuárias tenham impulsionado o crescimento e a prosperidade da Austrália no século XIX, só 100 anos mais tarde é que foi reconhecida a necessidade de veterinários com formação local (Hindmarsh 1960; Fisher 1995). William Tyson Kendall (BVSc) pode ser considerado o "pai do ensino veterinário na Austrália". Nascido em Inglaterra (1851) e licenciado pelo Royal Veterinary College, Londres (1873), Kendall exerceu a sua atividade no Reino Unido durante seis anos antes de decidir emigrar para a Nova Zelândia. Durante uma escala em Melbourne, decidiu abrir um consultório nessa cidade (Anon. 1936; Albiston 1951; Taylor 1992). Kendall fez lobby, sem sucesso, para a criação de uma escola de veterinária na Universidade de Melbourne e, como resultado, fundou uma escola pública, o Melbourne Veterinary College (MVC) em 1888. Os licenciados do MVC foram oficialmente reconhecidos em Vitória pela *Lei dos*

Cirurgiões Veterinários de 1887 (Albiston 1951; Taylor 1992; Arundel 1995).

Durante a Federação, os governos estaduais procuraram promover a agricultura através dos seus respectivos Departamentos de Agricultura. A necessidade de pessoal com formação adequada para trabalhar nos serviços veterinários estatais levou à criação de cátedras de agricultura na Universidade de Sydney (1910), na Universidade de Melbourne (1911) e na Universidade da Austrália Ocidental (1914). Do mesmo modo, foram criadas escolas de veterinária nas Universidades de Melbourne (1909) e Sydney (1910), respetivamente (Anon. 1925a e b; Peel 1973; Clements 1976; Burvill 1979). Anteriormente, os australianos que desejavam tornar-se veterinários tinham de se deslocar à Grã-Bretanha para obter qualificações (Mylrea 1994).
Uma Comissão Real sobre o Ensino Técnico em Vitória (1890) declarou que era necessário um programa de ensino veterinário e o Conselho Veterinário de Vitória tomou medidas para tornar o MVC uma empresa pública e não privada e, em 1907, o Ministro concordou com a criação de uma Faculdade de Ciências Veterinárias na Universidade de Melbourne (Clements 1976). J.A. Gilruth, Diretor Veterinário do Ministério da Agricultura da Nova Zelândia, foi convidado a assumir a Cátedra de Ciências Veterinárias e o ensino começou em 1909. Demitiu-se em 1912 e foi substituído por H.W. Woodruff, que ocupou o cargo até ao fim do ensino veterinário em 1929.

O impacto da Primeira Guerra Mundial e a substituição do cavalo pelo automóvel foram vistos como a sentença de morte da profissão veterinária, pois muitos consideravam que os veterinários só eram úteis para tratar cavalos (Hindmarsh 1967; Arundel 1993: Fisher 1994). Cento e uma pessoas formaram-se com um Bacharelato em Ciências Veterinárias (BVSc) pela Faculdade de Veterinária da Universidade de Melbourne na sua curta história (1909-1929). Assim, em Victoria, entre 1888 e 1929, houve um total de 162 licenciados em veterinária, 61 GMVC e 101 BVSc (Anon. 1929; Albiston 1951).

Em dezembro de 1906, o *David Berry Hospital Act foi* aprovado pelo Parlamento de New South Wales e levou à criação de uma faculdade de veterinária na Universidade de Sydney. J.D. Stewart (MRCVS) foi convidado a assumir a cátedra de Ciências Veterinárias (Anon. 1925b; 1935). Stewart foi reitor durante os anos turbulentos da Primeira Guerra Mundial, o fim da era do cavalo, substituído pelo veículo motorizado, e os anos da Grande Depressão. Em 1939, depois de quase 30 anos ao leme, Stewart reformou-se e foi sucedido por Ian Clunies Ross (Anon. 1925b; 1935; Stewart 1951; Hindmarsh 1960).

A Universidade de Queensland criou uma escola de veterinária no seu campus de

Brisbane em 1936 e o Diretor da Investigação Veterinária em New South Wales, H.R. Seddon (DVSc), foi nomeado Professor de Ciências Veterinárias. Em 1942, 12 estudantes tinham-se formado, mas com o início da Segunda Guerra Mundial, os estudantes e o pessoal começaram a alistar-se e a escola foi tomada para fins de guerra - o Exército dos EUA ocupou o local em 1942 e, posteriormente, foi ocupado pelo Departamento de Agricultura e Pecuária. A escola teve de fechar e só em 1951 foi restabelecida (Seddon 1951).

thNa primeira metade do século XX, foram publicados artigos sobre o ensino veterinário que expressavam opiniões divergentes sobre o que deveria ser ensinado (Gunn 1927; Bull 1928; Woodruff 1928; Seddon 1928; Henry 1935). Nos anos que se seguiram à introdução de cursos universitários para o estudo da ciência veterinária na Austrália, as opiniões variaram consideravelmente quanto à direção tomada pelo ensino veterinário. Havia pouca uniformidade, nenhum currículo comum, pontos de vista contraditórios e cada escola parecia seguir a sua própria agenda (Maxwell 2018).

O controlo estatal da educação existia para o ensino escolar, mas não para o ensino universitário. Os estudantes que pretendiam frequentar o ensino superior tinham de pagar propinas. Estas eram geralmente pagas pelos pais do estudante, embora alguns recebessem bolsas de estudo e alguns estudantes pagassem as suas próprias propinas. Isto significa que a maioria dos estudantes universitários provém de famílias que podem pagar as propinas dos seus filhos.

Na altura da Segunda Guerra Mundial, o governo de Curtin (1941-45) considerou necessário aumentar o número de pessoas formadas em instituições de ensino superior e os governos subsequentes seguiram o exemplo, criando novas universidades e, em 1967, instituições de ensino superior não universitárias, designadas Colleges of Advanced Education (Anon. 2016). O ensino universitário era incentivado e esperava-se que os estudantes financiassem a sua própria educação, pelo que estava limitado àqueles que podiam pagar as propinas. Assim, o ensino universitário destinava-se principalmente às famílias da classe média, o que foi considerado discriminatório, e foram introduzidas várias bolsas de estudo para ajudar aqueles que não podiam financiar o seu ensino superior (James et al 2013). (James *et al* 2013).

Os estudos veterinários de graduação na Universidade de Melbourne foram interrompidos durante 33 anos, de 1929 a 1962. No entanto, durante a década de 1950 foram feitos esforços para reabrir e D.C. Blood foi convidado a tornar-se Reitor em 1962 (Blood 1964; Montgomery e Hughes 1985).

Em 1968-69, a Comissão das Universidades Australianas recomendou a criação de uma quarta escola de veterinária e recomendou a Universidade de Nova Inglaterra como local adequado para esta quarta escola (Farquhar 1969). No entanto, foi criada uma quarta escola em 1973, mas não em Armidale, mas em Perth, WA, no novo campus da Universidade de Murdoch. A Universidade nomeou R.H. Dunlop como Diretor da Fundação. A tradição de seguir o exemplo da Grã-Bretanha começava a desvanecer-se e os educadores procuravam outros lugares. Dunlop tinha trabalhado na Universidade de Saskatchewan, no Canadá, antes de aceitar o cargo de Diretor da Escola de Veterinária de Murdoch e é talvez por esta razão que foi introduzido um currículo diferente e até graus diferentes na Universidade de Murdoch - BSc, BVMS em vez do tradicional BVSc oferecido nas outras três escolas de veterinária na Austrália (Clark e Grandage 2005).

Com o restabelecimento do curso de medicina veterinária na Universidade de Melbourne, procurou-se obter o reconhecimento do Royal College of Veterinary Surgeons (RCVS), o que foi conseguido com uma visita do seu presidente. A Universidade de Massey na Nova Zelândia e a Universidade de Murdoch também procuraram uma visita do RCVS para obter o reconhecimento dos seus diplomas (Caple 2011). No entanto, em 1984, o RCVS informou a AVA que tencionava retirar o registo automático dos licenciados das escolas de Melbourne, Sydney e Queensland dentro de cinco anos, a menos que fossem implementados procedimentos de inspeção adequados. Em resposta, foi criado um Comité de Acreditação das Escolas de Veterinária Australianas (AVSAC) que, em 1988, efectuou uma visita oficial às quatro escolas de veterinária australianas para efeitos de acreditação. Todas as quatro escolas foram acreditadas e as visitas subsequentes tiveram lugar de seis em seis anos, esperando-se que as escolas tivessem abordado as recomendações feitas na visita anterior (Pryor e Egerton 1990; Craven e Strous 2004).

Nessa altura, o ensino universitário exigia o pagamento de propinas e estava, portanto, reservado àqueles que podiam pagar, mas tudo isso mudou com a eleição do governo Whitlam, que aboliu as propinas universitárias em 1974 (James *et al* 2013). Durante o governo Hawke, foram introduzidas uma série de alterações revolucionárias no ensino superior, tendo um vice-reitor afirmado que "Dawkins iniciou a mudança mais significativa no ensino superior na Austrália desde que o governo Whitlam aceitou a responsabilidade pelo financiamento do sector". (Davis 2013). Esta grande mudança ocorreu em 1988 e ficou conhecida como a revolução de Dawkins. John Dawkins, Ministro do Emprego, da Educação e da Formação (1987-1991), introduziu mudanças radicais cujos efeitos ainda hoje se fazem sentir (Croucher *et al* 2013).

As reformas de Dawkins transformaram o ensino superior, transformando 65 instituições de ensino superior (19 universidades e 46 faculdades de ensino superior) em 38 universidades. O número de estudantes do ensino superior aumentou de 394 000 em 1987 para 1,22 milhões em 2012; de 18 000 estudantes internacionais (1988) para 330 000 (2011); de 4 700 diplomas de pós-graduação (1986) para 75 499 (2012) e de um rácio estudante/pessoal de 12,9 (1990) para 20,2 (2011). Os estabelecimentos de ensino superior foram transformados em universidades, o ensino gratuito foi substituído por empréstimos para pagamento de propinas ao abrigo do Higher Education Contribution Scheme (HECS), o ensino de elite transformou-se em ensino de massas, o enfoque local foi substituído por um enfoque internacional e, consequentemente, o número de licenciados aumentou drasticamente, uma vez que as universidades beneficiaram de economias de escala. As universidades tiveram de ser geridas como empresas e competir umas com as outras (Ashenden 2012; Marginson e Marshman 2013; Sharrock 2013; Croucher *et al* 2013).

O processo de emburrecimento que começou nas escolas australianas na década de 1960 (Donnelly 2007) estendeu-se ao ensino superior, levando um académico a declarar que "a universidade corre o risco de perder de vista o seu objetivo. Na era atual, a universidade foi mandatada para desempenhar o papel socializador que era historicamente associado às escolas" (Furedi 2017). Seguiu-se uma avalanche de dissidências em todos os sectores do ensino universitário, incluindo o ensino veterinário (Heath 1992; Collins 1994, 1996a e b; Rex 1994).

[th]No final do século XX, foram expressas preocupações sobre a qualidade dos licenciados em veterinária australianos e, ao mesmo tempo, a própria educação veterinária foi posta em causa. Por exemplo, na conferência anual da AVA em 1977, um médico veterinário de pequenos animais colocou a questão: "O que é que um licenciado deve ser capaz de fazer?" (Smits 1977). O Grupo de Interesse Especial de Cirurgiões Veterinários de Ovinos registou resultados decepcionantes semelhantes nos recém-licenciados (Anon 1999). Os académicos da Universidade de Queensland analisaram esta questão e obtiveram resultados igualmente decepcionantes (Coleman *et al* 2000). Oitenta anos após o início do ensino veterinário na Austrália, a questão tem sido colocada: "O nosso sistema de ensino está a produzir licenciados em veterinária eficazes e competentes?"

Século XXI

[thst]O Diretor da Faculdade de Medicina Veterinária da Universidade de Sydney, J.D. Stewart (1913), no início do século XX, descreveu os problemas com que se defrontavam os veterinários australianos e, no início do século XXI, o Diretor da

Faculdade de Medicina Veterinária da Universidade de Sydney, R.J. Rose (2000), fez a mesma análise dos problemas com que se defrontavam os veterinários australianos.

Rose afirmou que as escolas veterinárias australianas produziam 30% mais licenciados em veterinária do que as da América do Norte, numa base per *capita.* Além disso, devido a um aumento significativo do número de estudantes do sexo feminino com pouco interesse em gado, propôs que este tipo de prática "desapareceria" com poucas hipóteses de mudança num futuro previsível (Rose 2000).

Em 2000, a Austrália tinha 2.600 clínicas veterinárias, metade das quais localizadas nas capitais (Baguley 2011). Os consultórios urbanos estavam a prosperar, mas o mesmo não acontecia nas zonas rurais. A agricultura australiana continuou o seu declínio constante, afectando o alcance dos serviços veterinários do governo e a viabilidade dos consultórios rurais. Em resposta, o governo Howard encomendou um inquérito para examinar esta questão (Frawley 2003).

Frawley fez algumas observações pertinentes sobre as práticas rurais e as pessoas que elas servem. Em primeiro lugar, apenas 20-30% dos criadores de gado recorriam a médicos privados e, destes, a maioria utilizava-os para tratar animais doentes individuais. Como resultado, a maioria dos consultórios rurais dependia do serviço de animais de companhia para sobreviver. Em segundo lugar, embora reconhecendo que o número total de veterinários na Austrália duplicou entre 1981 e 2001 (de 3 177 para 6 358), o número de veterinários rurais aumentou apenas nominalmente e, na realidade, diminuiu em percentagem do número total de veterinários. Em terceiro lugar, o relatório reconhece que, embora entre metade e dois terços dos recém-licenciados sejam inicialmente empregados na prática rural, a maioria abandona o emprego no prazo de cinco anos para outras actividades e não regressa à prática rural. Em quarto lugar, a percentagem de mulheres veterinárias aumentou drasticamente - de 15% para 39% (1981-2001) - e é pouco provável que a maioria delas procure emprego na prática rural. O estudo fez duas recomendações para a prática rural, mas considerou que a prática na Austrália rural pode não sobreviver (Frawley 2003).

Em 2007, foi referido que "o número de veterinários por milhão de habitantes na Austrália (360) era mais de 30% superior ao dos EUA e do Reino Unido (270 cada). Parece certo que este número continuará a aumentar, uma vez que o número de pessoas que entram na profissão continua a ser superior ao número das que saem". Ele prevê que, no futuro, a maioria dos licenciados serão mulheres e que não mais de 12% do esforço veterinário será dedicado à pecuária (Heath 2007).

Um estudo realizado em 2008 concluiu que 88% dos consultórios rurais eram, de facto, consultórios mistos onde os animais de companhia constituíam a base do trabalho e que, como resultado, alguns consultórios rurais estavam a reduzir os seus serviços a animais de criação, enquanto outros tinham deixado de oferecer os seus serviços a animais de criação por completo (Maxwell *et al.* 2008). Desde então, uma série de artigos chegou às mesmas conclusões (Pratley e Abbott 2012; Back 2012; Porritt 2013; Smyth 2016).

Os primeiros anos deste século foram marcados por uma série de epidemias humanas e animais em todo o mundo, pelo que a Revisão Frawley de 2002 foi um exame oportuno da quarentena animal na Austrália. A revisão constatou que o atual sistema de vigilância e controlo era inadequado e pouco suscetível de satisfazer as exigências dos nossos parceiros comerciais, tendo concluído que o sistema de vigilância da Austrália precisava de ser melhorado. Este sistema exigia cientistas veterinários qualificados.

O Australian Biosecurity CRC for Emerging Infectious Disease foi criado em 1 de julho de 2003. Embora tenha obtido alguns resultados no seu primeiro mandato (gripe, vírus transmitidos por morcegos, vírus transmitidos por vectores e desenvolvimento de melhores tecnologias de deteção de doenças), não conseguiu assegurar o financiamento para um segundo mandato (Nairn 2010).

Em 2007, o vírus responsável pela gripe equina foi importado para a Austrália num carregamento de cavalos puro-sangue. Pouco depois da sua chegada, os cavalos em quarentena mostraram sinais de gripe equina e, pouco tempo depois, cavalos da população em geral contraíram a doença. Foi nomeado um comissário ao abrigo da *Lei da Quarentena (1908)* para investigar o surto. O relatório do inquérito concluiu que o vírus tinha escapado da estação de quarentena de Eastern Creek e que tal se devia a negligência por parte do Australian Quarantine Inspection Service (AQIS). Para além das múltiplas falhas no funcionamento da estação de quarentena, o Comissário concluiu que "grooms, veterinários privados, ferradores e agentes de importação" tinham contribuído para o surto ao não cumprirem o protocolo de quarentena (Callinan 2008).

Desde a libertação de Frawley, foi efectuada outra revisão da quarentena. "One Biosecurity: a working partnership. An independent Review of Australia's Quarantine and Biosecurity Arrangements Report to the Australian Government" foi publicado em 2008. A necessidade de uma nova revisão foi identificada como resultado da globalização, do aumento do risco de doenças zoonóticas, do crescimento do turismo, do agro-terrorismo e das alterações climáticas (Beale *et al* 2008).

O Sr. Beale reconheceu que acontecimentos recentes, como o surto de febre aftosa no Reino Unido em 2001, o surto de encefalopatia espongiforme bovina (BSE) na Europa e na América do Norte, os surtos de gripe aviária na Ásia e na Europa e o surto de gripe equina na Austrália, estavam a causar uma preocupação crescente quanto à possibilidade de ocorrência de tais acontecimentos e de alguns deles poderem mesmo ter um impacto na saúde humana. Embora concluindo que a Austrália dispõe de um bom sistema de biossegurança, o estudo salientou a necessidade de "alterações profundas" para reforçar os aspectos positivos do sistema australiano e colmatar as suas deficiências. O estudo recomendou a substituição do termo "quarentena" por "biossegurança" e sublinhou que "o risco zero não é exequível nem desejável". O estudo evocou o conceito de "nível de proteção adequado", desenvolvido durante as negociações comerciais multilaterais do Uruguay Round em 1994 e que faz parte do acordo SPS. A fim de aplicar as suas recomendações, considerou-se necessário introduzir alterações significativas na *lei sobre a quarentena (1908)* ou elaborar uma lei inteiramente nova. Embora alterada na década de 1980, esta lei foi mantida até à sua revogação em 2016, altura em que foi substituída pela *Lei da Biossegurança (2015)* (Anon 2016b).

Em 2011, o Governo australiano encomendou uma avaliação da capacidade da Austrália para prevenir e responder a um surto de febre aftosa, que foi considerado um bom indicador da preparação do país para lidar com uma série de ameaças de doenças de emergência (Matthews 2011). Este relatório considera que um surto de febre aftosa poria à prova a nossa capacidade de lidar com ele de forma eficaz. Critica as suposições feitas pelo pessoal de biossegurança sobre um tal surto. Além disso, observa que, embora a legislação esteja em vigor, as capacidades de implementação e execução podem deixar algo a desejar. A equipa de avaliação considerou que a capacidade de resposta eficaz poderia ser rapidamente ultrapassada e, por último, que a capacidade de abate e enterramento em grande escala se esgotaria rapidamente. A equipa de avaliação identificou uma série de questões que, na sua opinião, exigiam uma atenção especial para que se pudesse dar uma resposta eficaz e concluiu com recomendações de novas orientações políticas a seguir pelo Governo, cada uma das quais melhoraria a capacidade de preparação e de resposta, não só para a febre aftosa, mas também para outras doenças exóticas dos animais e das plantas.

thO ensino veterinário moderno começou com o estabelecimento do ensino universitário e universitário em ciências veterinárias durante o século XVIII (Schwabe 1984; Dunlop e Williams 1996). Os termos "veterinário" e "veterinário" utilizados pelas pessoas envolvidas na saúde e nos cuidados dos animais derivam de "Veterinarius", um soldado do exército romano que servia como cirurgião veterinário (Parsonson 2005). O termo foi mais tarde utilizado para incluir todas as espécies domésticas e, em 1762, foi utilizado para nomear a primeira faculdade de veterinária estabelecida em Lyon, França (Smithcors 1958; Karasszon 1988). Posteriormente, os veterinários passaram a ser conhecidos como médicos veterinários. Inicialmente, os termos "medicina veterinária" e "médico veterinário" aplicavam-se ao estudo e à prática da educação veterinária. Contudo, em 1796, o título "veterinário" passou a ser o termo utilizado para descrever o pessoal veterinário qualificado (Smith 1927; Fisher 1994; Parsonson 2005).

thNo início do século XX, a ciência veterinária estava convencida de que tinha um papel a desempenhar na sociedade australiana, confiante do seu papel e autónoma, enquanto 100 anos mais tarde estava a ser puxada em diferentes direcções, por opiniões, exigências e influências divergentes. Os administradores de várias organizações veterinárias, como as escolas veterinárias universitárias e a AVA, parecem ter perdido de vista o objetivo da educação e dos serviços veterinários (Rose 2000: Heath 2007; Baguley 2011).

Num editorial de 1992 no AVJ, um académico experiente enumerou os três principais desafios que o ensino veterinário enfrenta: em primeiro lugar, a incapacidade das universidades para reconhecerem o valor de um bom ensino; em segundo lugar, o risco envolvido quando a angariação de fundos se torna primordial e, em terceiro lugar, aquilo a que chamou "o ambiente educativo", onde sublinhou a necessidade de desenvolver princípios (Heath 1992). Este editorial suscitou uma reação de outro educador veterinário, que afirmou que a abordagem tradicional do ensino já não satisfazia as necessidades dos estudantes de veterinária e propôs uma mudança (Collins 1994). Collins (1996a) descreveu o ensino veterinário como tradicional, desatualizado, ineficaz e necessitando de uma revisão completa. Collins tornou-se o mais forte defensor da reforma educacional na Austrália durante a década de 1990. Afirmou que o ensino veterinário tradicional era centrado no professor e produzia cientistas veterinários em vez de veterinários capazes de trabalhar num ambiente prático. Embora tenha afirmado que o ensino veterinário enfrentava um "futuro incerto" e o tenha descrito como uma "situação perigosa", concluiu que era improvável uma mudança significativa.

Em resposta a estas preocupações, o governo australiano criou uma "Revisão dos Serviços Veterinários Rurais", que reconheceu que o financiamento das escolas veterinárias estava a diminuir enquanto os custos da educação veterinária estavam a aumentar rapidamente (Frawley 2003). Embora afirmando que as escolas veterinárias australianas estavam a proporcionar um elevado nível de ensino, a revisão concluiu que esta situação desfavorável de financiamento poderia levar a uma redução dos padrões e ao eventual encerramento de uma escola. Para manter os padrões, o financiamento tem de ser aumentado, o que provavelmente será conseguido através da admissão de mais estudantes internacionais que paguem propinas completas. O estudo constatou que as quatro escolas de veterinária existentes formavam um número suficiente de estudantes para satisfazer as necessidades actuais e concluiu que, neste momento, não era necessário criar mais escolas de veterinária na Austrália.

Como é que as escolas veterinárias australianas reagiram à decisão Frawley? Que efeito teve, se é que teve algum? No espaço de poucos anos, a Escola de Veterinária da Universidade de Melbourne efectuou duas auto-avaliações. Na primeira, identificou-se como um "educador veterinário internacional" e, na segunda, substituiu o Diploma BVSc por um curso de pós-graduação DVM (Anon. 2006; Hinchcliff e Tudor 2011; Anon 2012).

Dez anos após a publicação das reformas de Dawkins, a Escola de Veterinária da Universidade de Sydney estava em crise e o Professor Rose assumiu o cargo de Diretor com um plano de reforma (Rose 2001). O Professor Rose apresentou o seu plano e disse que estava satisfeito por ver progressos nas oito áreas estratégicas que tinham sido identificadas para reforma. Informou que tinha sido assegurado apoio financeiro externo e que o marketing internacional bem sucedido tinha atraído um certo número de estudantes internacionais. Além disso, tinha sido criada uma nova estrutura de professores. Estas alterações foram introduzidas antes da publicação do Relatório Frawley, mas a sua origem está nas questões que conduziram a esse relatório. Desde então, os sucessivos Directores da Escola prosseguiram estas reformas, incluindo a substituição do BVSc pelo grau de DVM.

O ensino veterinário na Universidade de Queensland é ministrado num ambiente rural a oeste de Brisbane, denominado Queensland Animal Science Precinct. A escola oferece uma série de cursos relacionados com a ciência veterinária: ciência veterinária animal e aplicada, ciência biomédica, biofísica, ciência alimentar, ciência alimentar e nutricional, genética e ciência veterinária (com distinção). O BVSc (Honours) é um curso de cinco anos a tempo inteiro ministrado em Gatton e, até à data, a escola não adoptou o grau de DVM (Anon. 2016b).

O Professor Irwin, Diretor da Faculdade de Medicina Veterinária da Universidade de Murdoch, foi entrevistado em 2014 sobre a futura direção desta escola (Fawcett 2014). Murdoch sofreu grandes mudanças em 2013 e a Escola de Ciências Veterinárias e Biomédicas fundiu-se com outras escolas para formar a Escola de Ciências Veterinárias e da Vida. No âmbito deste novo complexo, foi criada a Faculdade de Medicina Veterinária, que tem por missão formar cientistas veterinários e gerir o Hospital Veterinário da Universidade de Murdoch. As mudanças na Murdoch University coincidiram com o lançamento de um novo curso de veterinária, o DVM.

[thth]Recentemente, ocorreram grandes mudanças em cada uma das quatro escolas veterinárias australianas do século XX que foram criadas no século XX. Estas alterações foram efectuadas em resposta ao Relatório Frawley? O Relatório Frawley afirmava que estas quatro escolas eram suficientes para satisfazer as necessidades da Austrália na altura. No entanto, cinco anos após a sua publicação, foram criadas três novas escolas de veterinária. No que diz respeito ao impacto do Relatório Frawley no ensino veterinário, a primeira observação a fazer é que não conseguiu limitar o crescimento das escolas de veterinária e, por conseguinte, o número total de licenciados em veterinária! Cada uma destas novas escolas surgiu devido à perceção de uma escassez de veterinários capazes de trabalhar com gado nas zonas rurais da Austrália. O tempo dirá se esta foi uma decisão sensata.

Capítulo 3. Investigação atual

Após 40 anos como veterinário, o meu foco de investigação mudou da investigação clínica para o estudo da ciência veterinária na Austrália. Esta mudança ocorreu após a publicação da "Revisão dos Serviços Veterinários Rurais" do Governo australiano, em resposta à deterioração dos serviços veterinários da Austrália (Frawley 2003).

Em 2004, abordei a Universidade de Murdoch com um projeto para examinar a prática veterinária rural na Austrália Ocidental e o projeto foi aceite para uma tese de doutoramento. O diploma foi atribuído em 2009.

Em 2015, propus outro projeto à Universidade de Murdoch para examinar os serviços veterinários, a quarentena e a educação veterinária no contexto australiano. Este projeto foi aceite para uma tese DVMSc e o grau foi atribuído em 2018.

Doutoramento: "Prática veterinária rural na Austrália Ocidental: 1964 a 2007".

Foram realizados dois projectos de investigação no âmbito de uma tese de doutoramento que teve início em 2005. Em primeiro lugar, foram realizados dois inquéritos junto dos prestadores de serviços veterinários rurais, um junto dos veterinários oficiais (GVO) e o outro junto dos médicos veterinários rurais (RP). Uma vez concluído o inquérito, foram realizadas entrevistas orais com indivíduos seleccionados a partir dos inquéritos. Esta investigação foi efectuada em 2006.

Os questionários do inquérito foram enviados aos cientistas veterinários registados constantes do registo anual de 2005 do WA Veterinary Surgeons' Board. Em maio de 2006, foram enviados quarenta e seis questionários aos GVO e 151 aos RP. Treze inquiridos foram então convidados a participar em entrevistas orais.

Resultados, OVG: Sessenta e sete por cento dos OVGs elegíveis responderam. Apenas uma das seis mulheres elegíveis respondeu. A idade média de todos os inquiridos era de 54 anos. O trabalho com ovinos e bovinos de carne ocupava 75% do tempo dos inquiridos, o de bovinos leiteiros 12% e o de suínos e aves de capoeira menos de 10%.

A maioria considera a sua formação de base adequada, mas a sua formação prática é insatisfatória. Noventa por cento afirmaram ter sido supervisionados aquando da sua entrada na função pública e 70% adquiriram uma qualificação superior.

Três por cento estavam insatisfeitos com o trabalho que estavam a fazer, enquanto 20% estavam insatisfeitos com o rendimento que estavam a receber e 3% com o estatuto que tinham alcançado. Vinte e quatro por cento tinham sofrido uma lesão ou doença grave durante a sua carreira e 71% afirmaram que isso tinha afetado o seu desempenho, mas nenhum teria deixado o seu emprego por essa razão.

A maioria referiu mudanças nas atitudes dos agricultores em relação aos serviços governamentais, em resultado das recessões rurais e da decisão de cobrar pelos serviços. Todos concordaram que se tinha registado um aumento das tarefas administrativas e regulamentares, enquanto a investigação, a extensão, o diagnóstico e o trabalho de campo tinham diminuído.

A maioria pensava que o serviço iria continuar, mas as opiniões divergiam quanto à forma que iria assumir. O serviço estava a diminuir de tamanho e de âmbito, e o departamento sob o qual funcionava tinha sido renomeado.

Durante as entrevistas de história oral, a deceção foi expressa:

As mudanças introduzidas não foram bem sucedidas; penso que foram mesmo prejudiciais;

É impossível para o governo satisfazer as necessidades veterinárias das comunidades rurais; originalmente, os serviços governamentais eram os veterinários rurais do Estado de Washington;

Quando os veterinários do governo começaram a cobrar pelos seus serviços, perderam a sua posição e até agora não conseguiram recuperá-la; o governo está desesperado por ser relevante.

Os BP: Cinquenta e quatro por cento dos BP elegíveis responderam ao inquérito, metade dos quais eram mulheres. A idade média das mulheres era de 37 anos e a dos homens de 54, sendo as diferenças significativas.

Uma comparação do registo relativo aos dois anos de 2005 e 2006 revelou que 13% dos RP tinham abandonado a prática rural durante o ano. Dez por cento consideraram a sua formação inadequada e 40% consideraram a sua formação prática inadequada.

Quando entraram na prática rural, 54% cuidavam de gado, enquanto 90% cuidavam de animais de estimação (cães, gatos e cavalos). Treze por cento tinham obtido qualificações superiores, 51% tinham sofrido um ferimento ou uma doença grave, 59% dos quais afirmaram que tal tinha prejudicado a sua capacidade de trabalho, e 21% afirmaram que deixariam a prática rural em consequência disso.

Quarenta e seis eram proprietários individuais, 16% eram sócios e 38% eram associados; 74% dos homens eram proprietários e 24% das mulheres eram proprietárias, sendo a maioria das mulheres associadas. As receitas da clínica provinham dos serviços veterinários, das despesas de deslocação, dos medicamentos dispensados e do merchandising, tendo este último aumentado em montante e proporção das receitas à medida que a concorrência com outras clínicas veterinárias se intensificava.

As práticas rurais aumentaram. Trinta e quatro por cento consideraram que era necessário desenvolver outras fontes de rendimento porque o rendimento que obtinham com a agricultura era insuficiente.

Vinte e quatro por cento consideravam que a prática rural não tinha futuro na África Ocidental e 71% pensavam que o futuro da prática rural residia nos serviços para pequenos animais. Consequentemente, 15% afirmaram que a sua clínica tinha reduzido os serviços relativos aos animais de criação e 11% tinham suprimido esses serviços.

Observações do PR sobre o futuro da prática rural:

Já vi produtores de leite falirem e veterinários falirem também. Atualmente, quase 50% do trabalho realizado diz respeito a pequenos animais;

O potencial para um serviço de aconselhamento eficaz deixou de existir;

Os agricultores não merecem ser tratados, mas os seus cães, por vezes, merecem;

Não é possível ganhar a vida com serviços de aconselhamento agrícola;

Todos os apoiantes do rebanho foram à falência. É o trabalho de cão e gato que nos faz ganhar dinheiro.

Discussão: O estudo revelou um envelhecimento da população masculina e uma falta de interesse das mulheres pelo trabalho rural. Enquanto os OVGs se ocupavam do gado - 87% deles ocupavam-se de ovinos e bovinos - os RPs estavam muito dependentes do cuidado de cães, gatos e cavalos e ocupavam-se muito pouco do gado, com exceção dos que prestavam um serviço especializado em gado, que eram muito poucos.

O Governo do Estado de Washington dispunha de um sistema de tutoria eficaz para os recém-licenciados, tendo alguns deles obtido qualificações superiores. Em contrapartida, o acompanhamento dos PSR era mínimo e poucos procuravam obter qualificações mais elevadas.

Foi manifestada insatisfação com os rendimentos e registou-se um nível relativamente elevado de insatisfação com o desempenho das tarefas veterinárias e com o estatuto social de um cientista veterinário nas zonas rurais da Austrália Ocidental. Um em cada cinco tinha sofrido uma doença ou lesão que reduziu a sua capacidade e alguns PSR tinham considerado deixar o serviço veterinário por esta razão.

Os OGVs expressaram insatisfação com a redução da investigação, extensão e trabalho de campo, que foram substituídos por tarefas mais burocráticas. Os PRs expressaram insatisfação com a falta de utilização pelos agricultores e a forte dependência do rendimento dos pequenos animais para a sobrevivência.

DVMSc: "Os veterinários australianos e o relatório Frawley de 2002".

Como parte de uma tese de doutoramento de pós-doutoramento, realizada em 2015, foram realizados três projectos de investigação. Em primeiro lugar, um inquérito por questionário a veterinários australianos registados, em segundo lugar, entrevistas orais a veterinários de quarentena e, em terceiro lugar, entrevistas orais a reitores e directores das sete escolas veterinárias australianas sobre educação.

Questionário de inquérito: Foi elaborado um questionário de inquérito para veterinários australianos, que foi submetido à aprovação do Comité de Investigação de Ética Humana da Universidade de Murdoch.

O inquérito era composto por 40 perguntas e foi concebido para ser utilizado no formato em linha Survey Monkey. Foi concebido para ser abrangente, anónimo, apenas para fins de investigação e para ser completado em aproximadamente 10 minutos. Os dados resultantes foram exportados para o Excel (2016) e analisados no IBM SPSS Statistics ver. 24.

Uma vez aprovado, o inquérito foi enviado a cada um dos oito conselhos veterinários da Austrália. Foi-lhes pedido que analisassem o inquérito e, se aprovado, o distribuíssem aos membros do seu registo. Sete dos oito conselhos confirmaram que os membros dos seus registos tinham sido informados do inquérito e tinham recebido a ligação para o questionário. O número de veterinários registados na Austrália em 30 de junho de 2016 para os sete Conselhos Veterinários participantes era de 9.076 (comunicação pessoal do AVBC).

Neste inquérito, realizado entre março e junho de 2016, foram recebidas 555 respostas, representando 6% dos veterinários registados pelas sete faculdades de veterinária que participaram. Nem todos os inquiridos responderam a todas as perguntas, pelo que as percentagens são apresentadas com base no número real de respostas a cada pergunta. A idade média dos inquiridos era de 44 anos; as mulheres (40) eram significativamente mais jovens do que os homens (53). Todos os inquiridos responderam à questão do género: 64% eram mulheres, 62% tinham crescido num ambiente urbano e 74% tinham nascido na Austrália.

Noventa por cento eram licenciados por uma escola veterinária australiana, estando representadas todas as sete escolas veterinárias do país. Cinquenta e sete por cento obtiveram um BVSc, 37% um BSc, um BVMS e 7% outros graus (DVM, BVMS, BVetMed, VetMB, MVB).

Após a licenciatura, 88% dos inquiridos entraram na prática clínica, mas, à data do inquérito, 68% estavam empregados; 6% entraram na função pública, enquanto, à data do inquérito, 10% dos inquiridos estavam empregados; 4% tornaram-se inicialmente investigadores ou professores, enquanto 9% estavam empregados à data do inquérito.

No momento da conclusão do curso, 46% trabalhavam em meio urbano, mas no momento do inquérito, 72% trabalhavam nesse meio. Um número significativamente maior de homens (63%) do que de mulheres (50%) tinha começado a trabalhar num meio rural. No entanto, as percentagens de empregados em serviços rurais, 33% e 27%, à data do inquérito não eram significativamente diferentes. Oitenta e um por cento dos homens e 85% das mulheres que trabalham atualmente em zonas rurais iniciaram a sua carreira nessas zonas. Os inquiridos criados num meio rural tinham quatro vezes mais probabilidades de trabalhar numa zona rural do que um inquirido criado num meio urbano.

Cinquenta e oito por cento trabalhavam a tempo inteiro na altura do inquérito, sendo a proporção de homens semelhante à das mulheres, 7 8% trabalhavam continuamente na sua carreira veterinária, mas a proporção de homens que trabalhavam continuamente (86%) era significativamente mais elevada do que a das mulheres (73%).

Trinta e cinco por cento dos inquiridos tinham sido orientados por um veterinário experiente quando entraram no serviço veterinário e 85% tinham mudado de emprego pelo menos uma vez durante a sua carreira veterinária. Na altura do inquérito, 85% prestavam um serviço clínico, 9% trabalhavam na administração e 6% estavam a fazer investigação ou a ensinar.

Seis por cento estavam insatisfeitos com a sua formação académica, 16% com a sua carreira veterinária, 41% com o seu rendimento e 19% com o seu estatuto na sociedade. Pouco mais de metade (54%) tinha sofrido uma lesão ou doença relacionada com o trabalho durante a sua carreira veterinária e, destes, 17% afirmaram que esta incapacidade os tinha impedido de desempenhar as suas funções e 15% tinham abandonado ou estavam prestes a abandonar o serviço veterinário como resultado. A maioria (87% e 88%) dos inquiridos não registou um aumento do número de casos ou do rendimento proveniente do gado desde a publicação do estudo de Frawley. A maioria (80%) afirmou que o problema da gestão dos efectivos se devia ao facto de a comunidade agrícola não utilizar os serviços veterinários disponíveis, ou seja, tratava-se de um problema de procura e não de uma falta de serviços prestados pelos veterinários.

Neste inquérito, dois terços dos inquiridos provinham de um ambiente urbano e é provável que isso explique em parte a sua preferência por ambientes urbanos. O trabalho de Heath (1998) salientou a atração limitada dos serviços rurais e a mudança de localização dos veterinários dos meios rurais para os meios urbanos à medida que envelhecem. Setenta por cento dos inquiridos nasceram na Austrália.

Na altura da licenciatura, o número de inquiridos do sexo masculino que entraram no serviço rural era significativamente superior ao das mulheres, mas na altura do inquérito não havia uma diferença significativa entre as proporções. Por outro lado, e não surpreendentemente, muito poucos inquiridos que iniciaram a sua carreira num serviço urbano se aventuraram num serviço rural mais tarde na sua carreira.

[th]Durante o século XX, as três primeiras escolas veterinárias universitárias da Austrália conferiam o grau de BVSc. No entanto, a quarta escola, estabelecida na Universidade de Murdoch, conferia os graus de BSc e BVMS, o que se reflecte no número de inquiridos, particularmente os registados em WA. Os inquiridos que se licenciaram no estrangeiro possuíam uma variedade de diplomas veterinários. [st]No século XXI ( ), várias escolas veterinárias australianas estão a adotar o grau DVM.

Discussão: Após a conclusão da licenciatura, a maioria dos inquiridos passou à prática, com o equilíbrio dividido entre o serviço público, o meio académico, a indústria e outros sectores. Esta constatação é coerente com as conclusões de outros investigadores (Morris *et al* 1972; Wales 1972; Heath 2007).

Na altura do inquérito, pouco mais de metade trabalhava a tempo inteiro e cerca de três quartos tinham trabalhado continuamente como veterinários desde a licenciatura. Este facto contrasta com épocas anteriores em que a maioria dos licenciados trabalhava como veterinário durante toda a sua vida profissional (Neiderer 1958; Needham 1958; Maxwell *et al* 2008).

A maioria dos inquiridos desta amostra afirmou ter mudado de emprego, enquanto um grupo relativamente pequeno permaneceu com o seu primeiro empregador. Este facto pode ser um sinal de insatisfação com as condições iniciais de emprego, de inquietação ou talvez de uma mudança cultural ou geracional.

Menos de metade dos inquiridos foram orientados no início das suas carreiras, o que é consistente com as conclusões de Craven (2004). Isto indica que metade dos entrevistados neste inquérito tiveram pouco ou nenhum apoio de colegas experientes quando se formaram e tiveram de aprender a funcionar "no trabalho", trabalhando com os animais dos clientes.

thNesta amostra, menos de 10% dos inquiridos estavam envolvidos na prática veterinária na exploração agrícola, em forte contraste com a maior parte do século XX, quando muitos cirurgiões veterinários do governo e médicos privados trabalhavam na exploração agrícola (Seddon 1951; Neiderer 1958; Needham 1958). O objetivo do Primeiro-Ministro da Austrália Ocidental para a criação da Escola de Veterinária da Universidade de Murdoch era assegurar que "cirurgiões formados estariam presentes nas explorações agrícolas e não seriam apanhados pela síndrome do cão e do gato", o que ainda não foi conseguido (Clark e Grandage 2005).

A insatisfação com vários aspectos da vida veterinária foi abordada no inquérito e 6% dos inquiridos estavam insatisfeitos com a sua formação universitária, 16% com o seu trabalho veterinário, 41% com o seu rendimento e 21% com o estatuto que obtiveram como veterinários. Num estudo anterior, a insatisfação com vários aspectos das suas vidas como estudantes e depois como veterinários foi registada para os veterinários da WA (Maxwell *et al* 2008). Estes resultados merecem uma reflexão mais aprofundada, pois indicam um nível relativamente elevado de insatisfação com a vida, o rendimento e o estatuto de veterinário na Austrália.

Mais de metade dos inquiridos tinha sofrido uma lesão ou doença durante a sua carreira veterinária, tendo 17% afirmado que isso tinha afetado a sua capacidade de desempenho e 15% afirmado que isso os levaria a abandonar a profissão veterinária. Num estudo anterior de veterinários da WA, 50% tinham sofrido uma lesão ou doença física grave durante a sua carreira e 59% afirmaram que tinha afetado o seu desempenho como veterinário e 20% consideraram deixar a prática como resultado (Maxwell *et al* 2008).

A principal conclusão relativamente à prática rural é que, sem serviços para animais de companhia, haveria pouca procura de serviços veterinários na Austrália rural. É necessário que haja um aumento significativo da procura de serviços privados por parte dos criadores de gado. Com relativamente poucos criadores de gado a recorrerem regularmente a veterinários, a partir da década de

1970 a maioria dos consultórios rurais virou-se para os animais de companhia para se manter viável (Morris *et al* 1972; Frawley 2003; Heath 2007).

O inquérito concluiu que, desde o estudo de Frawley, não se registou qualquer aumento do número de casos ou das receitas provenientes da pecuária económica. Os dados do Registo Veterinário Anual da Austrália Ocidental relativos aos anos de 2005 e 2014 revelam um aumento de 44% no número de veterinários registados. Durante este período, registou-se um aumento de 79% dos veterinários urbanos de pequenos animais, enquanto a proporção de veterinários rurais mistos diminuiu 5%.

Os serviços veterinários da Austrália têm estado num estado de fluxo desde há algum tempo. Apesar dos esforços para travar o afastamento dos serviços pecuários, os consultórios rurais são predominantemente mistos, cuja sobrevivência económica depende cada vez mais dos serviços para pequenos animais. A maioria dos licenciados actuais são mulheres e tendem a dedicar-se à prática de animais de companhia nas cidades australianas. A prática urbana tem continuado a aumentar, enquanto os serviços veterinários rurais, tanto governamentais como privados, têm continuado a deteriorar-se. Por conseguinte, pode concluir-se que Frawley não conseguiu travar o declínio dos serviços veterinários na Austrália.

Entrevistas orais com pessoal de quarentena: A Austrália tem uma reputação única no comércio de gado por ser relativamente livre de doenças. No entanto, vários estudos suscitaram preocupações quanto à vulnerabilidade do nosso sistema de quarentena. Embora a quarentena animal seja importante para a economia australiana, temos de encontrar formas adequadas de garantir que funciona corretamente e protege a nossa posição de país "limpo e verde".

Foi realizado um estudo para determinar se as medidas adoptadas por Frawley para melhorar a quarentena foram bem sucedidas. Foram efectuadas entrevistas orais a veterinários responsáveis pela quarentena animal em 2015 e 2016. Foi concebido um questionário de história oral para entrevistar cientistas veterinários envolvidos na quarentena de animais na Austrália e submetido à aprovação do Comité de Investigação de Ética Humana da Universidade de Murdoch. Após a obtenção da aprovação, 10 pessoas foram convidadas a participar. Cada uma delas recebeu uma "carta de apresentação" que descrevia o objetivo do projeto, garantia o anonimato e declarava que a entrevista se destinava exclusivamente a fins de investigação. Além disso, foi-lhes entregue um "formulário de consentimento" que tinha de ser assinado pelas pessoas dispostas a serem entrevistadas.

As entrevistas presenciais duraram entre uma hora e uma hora e meia e foram realizadas em toda a Austrália. Foram gravadas digitalmente, transcritas e as citações são apresentadas em itálico e com um tipo de letra diferente,

Das dez pessoas convidadas, oito aceitaram. Todos os entrevistados eram do sexo masculino e sete eram licenciados por escolas veterinárias australianas. Nasceram entre 1937 e 1957 e qualificaram-se como cirurgiões veterinários entre 1960 e 1980. Todos tinham trabalhado em quarentena para o governo durante as suas carreiras, tendo alguns dedicado a maior parte da sua vida profissional a tarefas de quarentena.

Todos os inquiridos afirmaram que a quarentena era essencial, mas a sua avaliação do atual estado de preparação da Austrália para lidar com a incursão de uma doença exótica variava:

No que diz respeito à vigilância atual, deve dizer-se que a vigilância passiva foi degradada pela perda dos serviços veterinários dos governos regionais em toda a Austrália;

Penso que a tónica deve ser colocada na prevenção e não na deteção;

É difícil fazer com que os produtores paguem pelo acompanhamento e controlo;

Não só o nosso acompanhamento e controlo estão comprometidos, como a questão é saber se dispomos de pessoal competente para os levar a cabo.

Apenas duas pessoas entrevistadas tinham conhecimento dos exames de Lindsay e Nairn:

De facto, o Ministro, John Kerin, Dave Lindsay e os membros da comissão queriam uma revisão exaustiva. O senhor deputado David tinha razão em fazê-lo, porque fizemos algumas perguntas difíceis, como, por exemplo, o desperdício de dinheiro que é o atual sistema de quarentena;

thReconheço que o relatório Nairn foi o mais importante relatório sobre quarentena do século XX e Nairn tem todos os motivos para se sentir frustrado com a falta de ação que se seguiu.

Todos eles tinham conhecimento do relatório Frawley:

Gostei do que foi dito sobre a vigilância e concordei com a ideia de Frawley de juntar a vigilância e os veterinários;

A Frawley não teve qualquer impacto no acompanhamento e controlo porque não recebeu recursos;

Penso que o nosso sistema de quarentena e vigilância é hoje pior do que era quando Frawley falava dele.

A principal recomendação do estudo Frawley relativa à quarentena foi a criação da Reserva Veterinária Australiana:

O conceito de reserva veterinária era uma boa forma de formar pessoas e de as tornar capazes de diagnosticar doenças exóticas;

Embora eu tenha feito parte do primeiro grupo de membros, só desempenhei as minhas funções uma vez durante todo o período de reserva, e isso foi durante a epidemia de gripe equina em 2007;

Penso que a ideia de que temos as competências e a capacidade a nível central para lidar com uma emergência grave, em particular a incursão de uma doença exótica, era boa, mas não creio que a sua implementação nos tenha aproximado mais de onde deveríamos estar.

A Animal Health Australia foi contactada em outubro de 2015, relativamente à situação da RVA. Cem profissionais foram treinados para essa tarefa. No entanto, durante o surto de gripe equina de 2007, "o AVR não funcionou como inicialmente previsto e já não existe".

Foi pedido aos inquiridos que classificassem o risco de febre aftosa na Austrália:

Há muitos disparates sobre a ameaça da febre aftosa

Na altura do surto de febre aftosa no Reino Unido, havia 50 outros países no mundo com febre aftosa, mas nós só limpávamos os sapatos das pessoas do Reino Unido;

Febre aftosa A ameaça é real, mas não estou convencido de que seja a principal ameaça;

Penso que é suficientemente real e constitui um argumento importante para melhorar a quarentena;

Atualmente, para o governo, trata-se de manter a ausência de um problema; se o conseguirmos fazer, deixa de ser um problema que precisa de atenção imediata.

Os inquiridos foram convidados a dar a sua opinião sobre o futuro da meia-idade:

O problema na Austrália, neste momento, é que não conseguimos transmitir a mensagem do valor da agricultura a um número suficiente de australianos urbanos e os principais partidos políticos já não vêem a agricultura como um sector de importância crítica;

Neste momento, vejo o risco de algo de mau acontecer de forma inesperada;

Na minha opinião, tudo começa com a educação. Se a educação for capaz de ensinar as pessoas a pensar em vez de juntar coisas..;

Estamos todos à espera da febre aftosa, por isso estamos preparados. Mas pode acontecer que algo esteja a vir de uma zona completamente desconhecida e não examinada, e que nos passe despercebido. Além disso, estas fontes improváveis de doença só serão detectadas quando estiverem bem estabelecidas.

Discussão: As entrevistas de história oral são uma técnica de investigação reconhecida (Moyer 1999; Truesdale 2009). Neste caso, foi utilizada para avaliar a eficácia da quarentena animal na Austrália, através de entrevistas a veterinários envolvidos na prestação deste serviço.

Um aspeto das necessidades futuras da Austrália em matéria de saúde animal é a manutenção de uma capacidade de quarentena eficaz. No entanto, nos últimos 30 anos, uma série de inquéritos suscitou preocupações quanto ao sistema de quarentena australiano (Lindsay 1988; Nairn 1996; Frawley 2003; Beal 2008; Matthews 2011). Frawley (2003) constatou que era improvável que um serviço eficaz fosse sustentado e que havia necessidade de um sistema de vigilância nacional mais integrado, e concluiu que os veterinários rurais eram um recurso fundamental neste esforço.

Todos os entrevistados consideraram que um sistema de quarentena animal eficaz é essencial para manter as nossas receitas de exportação de animais e, tal como Frawley, viram um papel contínuo para os cientistas veterinários nesta área. Veterinários competentes e bem formados, com conhecimentos básicos de avaliação e gestão de riscos, foram considerados essenciais. Os inquiridos sublinharam a necessidade de orientações flexíveis com medidas bem pensadas e direccionadas, centradas na origem provável dos riscos potenciais. Os inquiridos também consideraram que o pessoal veterinário deveria desempenhar um papel de liderança e não atuar apenas como técnicos. Na sua opinião, esta falta de liderança por parte dos veterinários levou a que a tomada de decisões fosse deixada a pessoas com pouca compreensão da ciência envolvida na condução da quarentena.

Frawley criticou a capacidade da Austrália para satisfazer o que chamou "as exigências rigorosas do comércio internacional no futuro" e a peça central das suas recomendações foi a criação da Reserva Veterinária Australiana (AVR). Foram afectados dois milhões de dólares para criar este corpo de médicos privados e, embora tenham sido formados 100, os seus esforços durante o surto de gripe equina de 2007 foram considerados um fracasso e a AVR foi subsequentemente dissolvida (Callinan 2007; comunicação pessoal AHA).

Frawley salientou que a capacidade de vigilância da Austrália dependia da presença de veterinários qualificados no terreno, de uma boa infraestrutura de diagnóstico e de um sistema eficiente de registo e recolha de dados sobre doenças animais. Era improvável que isto fosse conseguido através de um serviço veterinário governamental que contratasse rapidamente, mas era possível recorrer a veterinários em consultórios privados nas zonas rurais (Gee 1994).

Os inquiridos consideraram que o relatório Beale pouco mais fez do que o relatório Nairn e foi uma resposta ao surto de gripe equina. No entanto, Beale deu dois contributos, nomeadamente a alteração do nome "quarentena" para "biossegurança" e a proposta de substituição da *Lei da Quarentena (1908)* (Beale *et al* 2008).

A febre aftosa é considerada a doença exótica mais grave para a qual a Austrália necessita de medidas de quarentena eficazes. Isto apesar do facto de o único surto registado da doença na Austrália remontar a 1872 (Fisher, 1994). As respostas dos inquiridos variaram entre a apreciação da gravidade da doença e o exagero da ameaça. O estudo de Matthews analisou a nossa capacidade de lidar com um surto de febre aftosa e concluiu que tinham sido feitas várias suposições incorrectas sobre a preparação da Austrália para a doença (Matthews, 2011).

No que diz respeito ao futuro da quarentena animal, a citação mais reveladora é: "O fracasso da Austrália urbana em valorizar a agricultura e a perceção de que os principais partidos políticos já não consideram a agricultura importante".

Foi efectuada a formação de 100 médicos rurais privados que poderiam ser chamados em caso de emergência, mas foi entretanto dissolvida. A opinião indica que a quarentena se deteriorou ainda mais desde a libertação de Frawley e o surto de gripe equina em 2007 confirmou este ponto de vista. O mesmo se aplica à presença de agentes de vigilância competentes. As infra-estruturas dos laboratórios públicos diminuíram (Richards *et al.,* 1993; Gee, 1994) e os profissionais não se tornaram parte integrante da vigilância.

Frawley não conseguiu melhorar o estado da capacidade de vigilância e controlo da Austrália e, consequentemente, a sua conclusão de que o sistema "não é suscetível de satisfazer as exigências cada vez mais rigorosas dos parceiros comerciais da Austrália" continua a ser válida. Desde o inquérito de Frawley, registaram-se incursões de doenças exóticas na Austrália, o que leva a concluir que Frawley não melhorou significativamente a capacidade de vigilância e controlo da Austrália. A publicação do Relatório Beale (2008) não melhorou significativamente a nossa capacidade de criar uma barreira eficaz à introdução de doenças animais exóticas na Austrália, como ficou claro no Relatório Matthew (Matthews 2011).

A questão fundamental é: a quarentena é necessária? Em caso afirmativo, quem a deve efetuar e como? A questão passa então a ser quem deve receber os dados e quem deve pagar por eles. Um dos inquiridos considerou que a resposta estava na educação, concluindo que, para que a profissão veterinária tenha futuro, deve ser uma profissão pensante.

Entrevistas de história oral com reitores e directores das sete escolas de veterinária da Austrália: A revisão de Frawley abrangeu vários aspectos da ciência veterinária. Este terceiro estudo centra-se nos seus efeitos no ensino veterinário. Desde a publicação da revisão de Frawley, ocorreram várias alterações em cada uma das quatro escolas veterinárias universitárias existentes e, para além disso, foram criadas três novas escolas. Serão as muitas mudanças no ensino veterinário o resultado da publicação do Relatório Frawley? Para determinar se Frawley desempenhou um papel nestas mudanças significativas, foi realizado um projeto de investigação para determinar se foi ou não esse o caso.

A fim de compreender melhor o estado do ensino veterinário na Austrália, os reitores ou directores das sete escolas de veterinária foram convidados a participar no inquérito. Foram seleccionados porque trabalhavam há muito tempo em escolas veterinárias universitárias e tinham experiência em ensino, investigação, desenvolvimento curricular e administração. Todos foram informados de que o seu anonimato era total e que eram livres de responder ou recusar responder a quaisquer questões colocadas. Todos receberam uma "carta introdutória" que descrevia os objectivos e a finalidade da entrevista e todos foram convidados a assinar um "formulário de consentimento" antes da entrevista.

As entrevistas presenciais foram realizadas entre 2015 e 2016, tendo cada entrevista uma duração entre uma hora e meia e duas horas. As entrevistas foram realizadas em WA, SA, Victoria, NSW e Queensland. A entrevista foi gravada digitalmente, transcrita e utilizada na tese. Das 17 escolas veterinárias mais antigas convidadas a participar, 14 aceitaram (82%) e, no caso das escolas mais recentes, três em cada quatro (75%) aceitaram o convite para serem entrevistadas. Isto representa uma taxa de resposta global de 81%.

Quatro dos participantes nasceram na década de 1930, quatro na década de 1940, seis na década de 1950 e três na década de 1960. Doze nasceram na Austrália e cinco no estrangeiro (quatro no Reino Unido e um na Nova Zelândia). Uma pessoa licenciou-se na década de 1950, seis na década de 1960, cinco na década de 1970 e cinco na década de 1980. Doze obtiveram um BVSc, três um BVetMed e um um BSc, BVMS. Dezasseis dos 17 eram homens. Seis iniciaram as suas carreiras na prática, seis no serviço público e cinco no meio académico. Todos se especializaram nalgum aspeto da ciência veterinária. Cinco eram patologistas, quatro parasitologistas, um microbiologista, dois epidemiologistas, um bioquímico, um anestesista e três clínicos. Todos obtiveram um doutoramento, bem como várias outras qualificações superiores, no decurso das suas carreiras.

Todos responderam à pergunta "Qual é o objetivo da formação veterinária?

Formar um licenciado que compreenda o processo de diagnóstico e de terapia, em vez de recordar factos isolados;

O nosso principal objetivo é formar licenciados para poderem ir para o terreno, serem registados e responderem às necessidades do público, sejam elas quais forem;

O ensino veterinário deve basear-se firmemente na ciência;

Incutir nos alunos um espírito inquisitivo, para que estejam preparados e sejam capazes de questionar aquilo a que estão expostos;

Queremos formar os alunos para resolverem problemas e pensarem por si próprios. Estamos a ser bem sucedidos? Não me parece que estejamos.

Quando questionados se "a *razão de ser* de uma escola de veterinária era a sua própria preservação", a maioria recusou-se a responder; no entanto, dois sugeriram o seguinte:

As universidades criam uma estrutura que maximiza o emprego do seu pessoal;

É sempre uma situação em que as escolas cuidam de si próprias.

A questão que se colocava era a seguinte: "O ensino veterinário deve ser da competência da universidade ou pode ser ministrado de igual modo por outros meios?

Ah, sim, penso que o ensino veterinário deve limitar-se à formação universitária;

Penso que tem de ser na universidade porque é a base da ciência e isso significa que só as universidades o podem fazer;

A educação não consiste apenas em dizer às pessoas como fazer as coisas, mas também como pensar sobre as coisas, e as universidades formam pessoas para pensar sobre as coisas;

Uma escola privada de veterinária está fora de questão, devido aos custos;

Não, não deve ser reservado às universidades.

A questão do financiamento das escolas de veterinária :

O dinheiro é o principal problema das escolas de veterinária, e tem-no sido desde o início;

A criação e a manutenção de uma escola veterinária universitária implicam custos significativos;

As escolas veterinárias recebem um determinado montante de financiamento, mas gastam muito mais do que ganham; o financiamento público dos programas veterinários é inadequado e tem vindo a agravar-se;

A primeira coisa a saber é que todas as escolas de veterinária estão a perder dinheiro;

Não há nenhuma escola de veterinária na Austrália que não perca dinheiro;

O problema fundamental é o facto de as universidades não compreenderem a necessidade do ensino clínico e o seu custo;

Atualmente, praticamente todas as escolas complementam os seus lugares nacionais com lugares internacionais, a fim de financiar adequadamente o programa.

Atualmente, não existe um currículo comum ou nacional para as ciências veterinárias na Austrália e esta pergunta foi feita para avaliar a reação dos inquiridos a essa ideia:

Penso que deveria haver um currículo veterinário nacional, ou mesmo uma escola veterinária nacional, da qual fariam parte todas as escolas veterinárias existentes;

As escolas de veterinária não se dão bem umas com as outras e estão todas em concorrência entre si;

A única coisa que todas as escolas protegem ao máximo é o seu currículo;

Para as escolas de veterinária, o problema é, evidentemente, a acreditação;

Em grande medida, enquanto produzirmos veterinários que possam ser registados, as escolas de veterinária estão limitadas no que podem fazer para alterar o currículo;

Oponho-me fundamentalmente a esta ideia. Mesmo que nos tenhamos metido em sarilhos, toda a história do planeamento central é uma história de fracasso;

Não, não acho que devamos ter escolas de veterinária genéricas;

Não há dúvida de que as universidades foram corporativizadas e penso que muitas delas estão a perder o seu rumo.

Dado que a seleção dos estudantes para o ingresso nos cursos universitários de veterinária é uma questão espinhosa, foram colocadas duas perguntas sobre este assunto: "As notas académicas são o único meio de seleção dos estudantes?" e "Pode dar uma razão para a exigência académica muito elevada para o ingresso nos cursos de ciências veterinárias?

A razão pela qual utilizamos uma pontuação ATAR elevada é porque podemos e, embora não concorde com o sistema, não tenho um sistema alternativo;

Preferia um sistema baseado numa combinação de resultados académicos e de uma declaração de intenções;

São seleccionados os melhores 2% dos alunos que abandonam a escola do ponto de vista académico;

Não recomendo um procedimento de manutenção;

Não vejo como é que estes outros procedimentos melhoram a avaliação académica; as universidades tentaram várias formas de selecionar os candidatos, por exemplo, através de entrevistas, mas os estudantes podem aprender a dizer o que o entrevistador quer ouvir;

O curso é muito menos difícil do que antigamente, com menos palestras do que no passado;

Não é necessário ser extraordinariamente inteligente para passar no curso de hoje.

Todos tiveram a oportunidade de exprimir os seus pontos de vista sobre o relatório Frawley:

O relatório Frawley falhou completamente ao limitar o desenvolvimento de outras escolas de veterinária;

Considero que Frawley introduziu mudanças significativas no ensino veterinário;

Tornou-se evidente, muito rapidamente, que o governo não o ia adotar e, a partir daí, tornou-se um recurso que se podia utilizar para apoiar o caso quando se queria fazer alguma coisa, afirmando que era consistente com Frawley ;

Já não se ensina a criação económica e foi isso que precipitou a criação de Frawley;

Não existia qualquer relação entre o exame de Frawley e as exigências impostas à escola de veterinária, nem qualquer elemento que obrigasse os organismos de registo a tomar medidas;

A nova vaga de escolas de veterinária na Austrália, no Reino Unido e no Canadá pode ser explicada pelo facto de os animais já não terem lugar nas escolas de veterinária existentes;

A maioria dos nossos estudantes não se dedica à criação de animais destinados à produção de alimentos, falam disso quando terminam os estudos, mas a pressão familiar, o endividamento e outros factores levam a que a maior parte deles se dedique à criação de pequenos animais; e estamos a ver as consequências disso hoje, porque os licenciados não conseguem encontrar emprego;

A informação apresentada por Frawley desempenhou um papel muito importante no ethos subjacente à criação da Charles Sturt University School.

Como todos os entrevistados eram académicos de longa data, foi-lhes pedido que comentassem o leque de mudanças que tinham observado em todos os aspectos da educação, incluindo a administração, o ensino, a investigação, a filosofia e a liderança, durante o seu tempo na universidade..." :

Quando me formei, um grande número de estudantes foi para o serviço público. A maioria dos outros foi para a prática rural, trabalhando com animais de criação. Atualmente, já não é assim, pois uma percentagem muito pequena trabalha com animais de grande porte;

Até à década de 1990, a tónica era colocada na formação de cientistas veterinários, pelo que cada estudante recebia uma quantidade impressionante de anatomia, bioquímica e patologia antes de ser exposto a material clínico, o que dificilmente acontece atualmente. Isto significa que as ciências básicas são agora reduzidas;

O programa DVM praticamente aboliu as aulas teóricas, não reconhecendo que o benefício da aula teórica é ajudar o estudante e dar-lhe a informação de que necessita. A abolição das aulas teóricas, o dogma atual, ignora os princípios do ensino.

Uma das mudanças significativas no ensino veterinário é o aumento do número de estudantes do sexo feminino, e a questão desta mudança demográfica foi colocada a todos os participantes:

O número de candidatos do sexo masculino diminuiu consideravelmente, enquanto o número de candidatos do sexo feminino aumentou, sendo esta tendência evidente desde 1986;

Atingimos um rácio de 50/50 em 1985 e, atualmente, 85% dos nossos funcionários são mulheres;

No nosso tempo, as pessoas escolhiam a medicina veterinária porque gostavam de trabalhar com animais, mas atualmente muitas pessoas escolhem a medicina veterinária porque gostam de animais, e as duas coisas não são exatamente a mesma coisa;

Não estou assim tão preocupado com o desequilíbrio entre os géneros;

Sabemos que os homens estão a afastar-se de nós em massa e tenho quase a certeza de que é uma questão de economia;

Um dos argumentos de que produzimos demasiados veterinários tem de ser contrariado pelo facto de termos uma maioria de mulheres e de muitas delas tirarem algum tempo para fazer outras coisas, constituir família e cuidar dos deveres familiares normais. Não são aquilo a que nós, no meio académico, chamamos FTEs - equivalentes a tempo inteiro.

Outra mudança dramática ocorreu na produção de estudantes de veterinária nas universidades australianas, pelo que os participantes foram convidados a comentar o excesso de oferta de licenciados em veterinária:

Esta situação existe há muito tempo e penso que há demasiadas escolas atualmente; muitas negam a existência de um problema;

Os rendimentos iniciais dos licenciados reflectem um excesso de oferta: 40.000 a 50.000 dólares não são suficientes para satisfazer as exigências de uma carreira veterinária;

Sim, existe um excesso de oferta;

Quando tínhamos apenas quatro escolas de veterinária, discutiu-se muito a necessidade de reduzir o número de escolas. Três seria o ideal, e sete é ridículo;

As raparigas, por não serem equivalentes a tempo inteiro, tendiam a mascarar o excesso de oferta;

A abertura de James Cook foi uma loucura, tal como a abertura de Adelaide, e também não estou inteiramente convencido de que Wagga Wagga se justifique; é tudo um desperdício de dinheiro;

O maior problema da profissão será o excesso de oferta.

A mudança de qualificação em algumas escolas veterinárias australianas é igualmente importante e esta questão foi levantada com os participantes:

Introduzimos a qualificação DVM como um diploma de pós-graduação. Este facto fez aumentar o número de estudantes no mercado;

O diploma DVM é apenas um nome de marca;

As principais espécies ensinadas no programa DVM são os cães, os gatos, os cavalos, as vacas e as ovelhas;

Sou responsável pela introdução do diploma DVM;

O curso de veterinária tem uma duração de cinco anos, sendo os três primeiros anos consagrados à obtenção de uma licenciatura em biologia veterinária e os dois últimos anos à obtenção de um diploma de veterinário;

Estamos a avançar para um DVM devido à forma como as universidades são financiadas. O DVM é um diploma de pós-graduação em qualquer parte do mundo;

Os nossos licenciados seguem um curso de três anos em biologia veterinária, seguido de um curso de três anos em medicina veterinária;

O DVM é reconhecido internacionalmente como um programa veterinário;

O dinheiro está a entrar em abundância graças ao DVM, mas será uma pós-graduação e levará sete anos a concluir.

Os participantes foram convidados a comentar a evolução do ensino, que passou de um equilíbrio entre animais de companhia e animais de criação para uma nova ênfase nos animais de companhia:

A ênfase no ensino e, por conseguinte, no currículo, passou de uma abordagem equilibrada da criação económica de animais para um aumento significativo da atenção dada à prática de pequenos animais em zonas urbanas;

A tendência tem sido completamente orientada para a gestão clínica do animal individual; o foco do ensino e da investigação deslocou-se do gado económico para os animais de companhia;

Lamento que a atenção dos veterinários se tenha desviado quase totalmente dos animais de produção para o tratamento dos animais de companhia;

Anteriormente, a ênfase era colocada nas ciências veterinárias, mas está a mudar rapidamente para uma ênfase nas competências clínicas;

Estamos interessados nos animais de produção, mas a maior parte do trabalho relativo aos animais de produção foi efectuado pelo governo e, a partir da década de 1960, os serviços veterinários do governo caíram quase na insignificância;

Atualmente, o curso está sobrecarregado com trabalho clínico e é necessário que os estudantes se interessem por outras áreas, como o trabalho governamental, a biossegurança, a epidemiologia, a investigação e, além disso, o trabalho com animais de criação ;

Nos anos 60, a medicina preventiva foi encorajada, mas perdeu-se nos anos 80 e no início dos anos 90 com o desaparecimento das pessoas interessadas nos animais de produção;

O desafio para as modernas escolas veterinárias australianas é proporcionar uma exposição adequada aos animais de produção e de alimentação ;

Atualmente, devido à ênfase no ensino clínico de animais de companhia, penso que, para que os estudantes de veterinária possam trabalhar com animais de criação, necessitam de formação adicional - após a licenciatura - em áreas como a consultoria ;

Lamento que a atenção dos veterinários se tenha desviado quase totalmente dos animais de produção para o tratamento dos animais de companhia. Atualmente, é uma profissão diferente daquela em que entrei.

Discussão: A formação de futuros estudantes de veterinária está no centro das questões levantadas pelo Relatório Frawley para determinar as necessidades futuras da Austrália em matéria de saúde animal. Frawley salientou três pontos relativos ao ensino veterinário: em primeiro lugar, não há necessidade de aumentar o número de escolas veterinárias; em segundo lugar, a prática rural está a ter dificuldades em obter e reter licenciados; e, em terceiro lugar, a formação de licenciados em criação económica de animais é inadequada. Frawley referiu que as quatro escolas ofereciam um elevado nível de ensino, mas foram manifestadas preocupações quanto ao financiamento, à falta de especialistas em pecuária, ao conteúdo dos cursos e à seleção dos estudantes (Frawley 2003).

O estudo salientou os problemas de financiamento enfrentados pelas escolas de veterinária e a necessidade de admitir estudantes que paguem integralmente as propinas. No entanto, também considerou que a necessidade de estar constantemente preocupado com a angariação de fundos poderia ter um efeito prejudicial sobre as questões fundamentais do ensino veterinário e levar a uma diminuição dos padrões. A questão do conteúdo dos cursos foi levantada porque duas coisas se tinham tornado óbvias: não havia um currículo comum e o ensino dos animais de criação tinha diminuído em favor dos animais de companhia. Além disso, o Sr. Frawley salientou que a seleção dos estudantes nacionais se baseava em critérios de entrada extremamente elevados, descritos como "os mais elevados para qualquer curso", o que significava que muitas pessoas competentes não tinham acesso ao ensino.

Frawley estimou que era provável que se verificasse uma escassez de especialistas em pecuária económica nos próximos dez anos. O Australian New Zealand College of Veterinary Science (ANZCVS) e o Veterinary Surgeons' Board of WA Annual Registers (2006-2014) confirmaram uma tendência para a diminuição do número de especialistas em pecuária económica. A ANZCVSc só concedeu duas bolsas de estudo em pecuária desde a publicação do Frawley Review e, em WA, apenas dois dos 56 especialistas registados eram especialistas em pecuária, tendo-se ambos reformado (ANZCVSc e WA Annual Registers 2014).

As respostas foram relativamente coerentes. A Frawley falhou porque as suas recomendações eram impraticáveis; não havia qualquer vantagem em adotar as suas recomendações e não havia qualquer penalização por as ignorar. Frawley carecia de recursos e de apoio governamental e não conseguiu impedir a criação das três novas escolas. Frawley não realizou uma reforma educativa. No entanto, como Frawley foi de facto uma resposta a uma série de mudanças durante um período de tempo considerável, as suas preocupações eram genuínas, mesmo que as suas recomendações fossem ineficazes e ignoradas.

[th]A resposta definidora dada pelos entrevistados sobre o objetivo do ensino foi a obtenção de registo para os seus diplomados, situação idêntica à dos diplomados de Kendall no século XIX (Albiston 1951; Taylor 1992). Embora isto tenha causado desconforto a alguns entrevistados, parece que o objetivo principal da escola de veterinária era a sua auto-preservação e outros fizeram observações semelhantes (Heath 2007; Smyth 2016).

O financiamento foi um problema para as primeiras escolas veterinárias universitárias australianas e continua a sê-lo atualmente (Anon, 1925; Clements 1976; Frawley 2003).

Na "Revolução de Dawkins", a proporção de licenciados em veterinária em relação ao total da produção universitária varia entre 0,2% e 0,4% (Krause e Reid 2013). À medida que as universidades se racionalizam no futuro, o ensino veterinário pode ser visto como redundante para os seus modelos de negócio, nomeadamente devido ao seu elevado custo.

Não existe uma escola nacional de veterinária ou um programa nacional na Austrália, pelo que cada escola produz um licenciado diferente, mas todas esperam que os seus licenciados sejam registáveis e empregáveis. Os entrevistados consideram que a acreditação assegura o controlo da qualidade das competências do estudante e, para efeitos práticos, isto pode estar correto. No entanto, as capacidades dos recém-licenciados variam consideravelmente de escola para escola e mesmo dentro da mesma escola (Smits 1978; Coleman *et al* 2000).

A resposta à questão de saber por que razão o nível académico de entrada na escola de veterinária era tão elevado deveu-se ao grande número de candidatos para um número limitado de vagas nos cursos de medicina veterinária. Isto, por sua vez, levou à crença de que "podemos colocar a fasquia tão alta quanto quisermos". No entanto, nenhum dos inquiridos afirmou que este era o ideal.

Os entrevistados expressaram opiniões divergentes quanto ao facto de haver tão poucos estudantes de veterinária do sexo masculino. Heath examinou esta questão de género nos seus estudos (Heath 1998; Heath e Niethe 2001; Heath 2002; 2005; 2007; 2008). A maioria dos entrevistados considerou que o salário não era suficientemente bom, levando os homens a procurar outras carreiras.

A maioria admitiu que existe atualmente um excesso de oferta de cientistas veterinários. No entanto, os entrevistados tinham um conflito de interesses e, embora houvesse um excesso de oferta para a sobrevivência da escola, precisavam de admitir cada vez mais estudantes, especialmente estudantes internacionais que pagavam propinas completas.

A mudança na qualificação dos veterinários, de BVSc para DVM na Austrália, foi considerada uma vantagem. O BVSc tem uma aplicação limitada e está principalmente confinado aos países da Commonwealth, como a Austrália, a Nova Zelândia e o Reino Unido, ao passo que o DVM é visto como a qualificação internacional para veterinários. As universidades australianas também beneficiam financeiramente, uma vez que o DVM atrai estudantes internacionais que pagam propinas completas.

A pergunta sobre o declínio do ensino das doenças dos animais de criação em favor dos animais de companhia preocupou vários entrevistados, a maioria dos quais tinha idade suficiente para se lembrar da posição central que os animais de economia ocupavam no passado. No entanto, no futuro, haverá reitores e directores de escolas que não conhecem esta história e que poderão não ficar perturbados com a mudança de ênfase nas diferentes espécies.

Que alterações, se é que houve alguma, foram feitas às questões levantadas por Frawley? O financiamento continua a ser a questão central para as escolas de veterinária, tendo cada uma delas de desenvolver novos métodos de criação de fontes de rendimento. Não existe um programa nacional e é pouco provável que venha a existir num futuro próximo. Embora os critérios de acreditação definam o leque de espécies animais a serem ensinadas, a tendência para se afastar do gado económico e para se concentrar cada vez mais nos animais de companhia continua. Algumas escolas dedicaram uma atenção considerável à transição para um grau de DVM, sendo que duas oferecem o grau como qualificação de pós-graduação.

A seleção dos estudantes é tendenciosa e está em curso um debate sobre os prós e os contras da introdução de avaliações de seleção subjectivas nos graus académicos tradicionais. O número e a proporção de especialistas em zootecnia económica diminuíram desde a publicação de Frawley.

As condições que levaram ao relatório Frawley persistiram. Frawley não conseguiu impedir a criação de novas escolas de veterinária na Austrália e outras recomendações também não beneficiaram o ensino veterinário. Poder-se-ia mesmo argumentar que Frawley precipitou o desenvolvimento de três novas escolas que esperam formar veterinários rurais. Só o tempo dirá se estas novas escolas, que se centram em estudantes e serviços rurais, serão bem sucedidas.

As quatro questões centrais sobre o ensino veterinário na Austrália são: o que deve ser ensinado, quem deve ensiná-lo, quem deve recebê-lo e quem deve financiá-lo?

Capítulo 4: Existem alternativas?

Os modelos de ciência veterinária atualmente em vigor na Austrália já não são utilizáveis, por outras palavras, são obsoletos? Para que a ciência veterinária tenha um futuro na Austrália, devem ser desenvolvidos novos modelos. O que se segue é uma discussão de uma série de opções alternativas.

Cientista veterinário: Antes de mais, é necessário analisar o que é um cientista veterinário e o que a sociedade espera dele. Um veterinário é formado para prestar um serviço de saúde de resolução de problemas aos animais da mesma forma que um profissional de saúde presta um serviço aos seres humanos. Um veterinário presta cuidados de saúde aos animais. Recebe uma formação universitária em ciências veterinárias e, graças ao processo de registo, exerce a sua profissão profissionalmente.

O objetivo de uma educação científica é utilizar o método científico para discernir entre verdade e falsidade, facto e opinião, veracidade e propaganda, ao lidar com várias alternativas no mundo natural e material. Como cientista veterinário, deve exercitar o pensamento crítico, testar resultados e aumentar o conhecimento veterinário (Dunlop 1977).

As funções veterinárias incluem a prática, um serviço clínico para animais de companhia e gado e um papel consultivo na produção de carne, leite e fibras. Outras funções incluem serviços de diagnóstico, quarentena animal, ensino, investigação, produção de proteínas animais, bem-estar animal e vida selvagem.

Os veterinários prestam um serviço profissional baseado no conhecimento e na aplicação da ciência veterinária. Não são farmacêuticos, grossistas, retalhistas, burocratas, artistas, nem fornecedores de produtos pecuários, tais como os líquidos, as vacinas ou os alimentos para cães e gatos. No entanto, estes produtos foram recentemente incorporados na prática, juntamente com a quiroprática, a acupunctura, a homeopatia e o comportamento animal.

Serviços veterinários: A gama de serviços veterinários descrita por Seddon (1961) continua a ser relevante atualmente.

É essencial compreender que o veterinário é um prestador de serviços. Alguns podem optar por acrescentar valor através da prestação de serviços auxiliares, mas os cientistas veterinários prestam essencialmente um serviço.

O dono do animal de estimação recorre aos serviços de um veterinário devido à sua educação e formação em matéria de saúde e doença animal e à sua capacidade de resolver os problemas do seu animal de estimação. Atualmente, o trabalho mais comum e óbvio para um veterinário é a prática clínica. Esta é a situação a que o público em geral está habituado, uma vez que é semelhante à que os membros da profissão médica oferecem aos seres humanos.

Um animal apresenta-se com um problema e o veterinário, através da anamnese, do exame físico, dos sinais clínicos e da utilização de meios auxiliares de diagnóstico, procura identificar a causa ou as causas do problema e, em seguida, através de meios terapêuticos, tratar o problema. O objetivo é devolver a saúde ao paciente o mais rapidamente possível.

Além disso, os veterinários na prática clínica efectuam regularmente procedimentos de medicina preventiva, como a vacinação, para proteger os animais apresentados da exposição a doenças infecciosas graves.

A situação clínica veterinária envolve três entidades: o animal (o paciente), o proprietário (o cliente) e o veterinário. O veterinário presta um serviço ao paciente, mas o julgamento desse serviço cabe ao cliente. É o cliente que determina se um regime terapêutico será ou não adotado. O veterinário tenta resolver o problema do paciente dentro dos condicionalismos impostos pelo cliente. Não há melhor exemplo do que quando existe uma solução para um caso apresentado, mas o cliente não pode ou não quer financiar a terapia.

As pessoas que trabalham em clínicas criam instalações, fornecem medicamentos, equipamento e pessoal para satisfazer as necessidades dos clientes e cobram uma taxa por isso. Lidam diretamente com os donos dos animais. Em contrapartida, os que trabalham em instituições, como o governo, a universidade ou a indústria, recebem geralmente um salário e servem os objectivos da instituição empregadora. A maioria destes últimos não tem contacto com os donos dos animais, com exceção dos que ocupam cargos clínicos.

Especialização: Inicialmente, os veterinários tratavam dos problemas de saúde de todas as espécies animais que lhes eram apresentadas, principalmente os animais de criação, mas eram frequentemente chamados a tratar de animais selvagens ou de espécies animais exóticas. O imprimatur de uma formação universitária garantia que os licenciados em veterinária eram "especialistas" em veterinária.

No início do desenvolvimento da profissão, alguns indivíduos concentraram-se em aspectos específicos da ciência veterinária, representando as primeiras tentativas de especialização; por exemplo, alguns tornaram-se bacteriologistas, enquanto outros se tornaram patologistas ou parasitologistas. Aqueles que o fizeram procuraram geralmente posições no governo, no meio académico, no CSIR/CSIRO ou na indústria.

Por outro lado, alguns procuraram especializar-se em espécies animais específicas. Por exemplo, os veterinários que se concentravam em cavalos, bovinos, aves de capoeira ou pequenos animais. Alguns desenvolveram grandes competências no tratamento destas espécies e foram reconhecidos como especialistas pelos seus pares veterinários. Este facto desenvolveu-se ao longo do tempo e baseou-se no mérito; foram reconhecidos como possuindo conhecimentos ou competências adicionais em resultado da experiência adquirida com o tratamento de casos. [th]No entanto, esperava-se que todos os clínicos fossem capazes de tratar, por meios médicos, cirúrgicos ou obstétricos, todos os casos de todos os animais à medida que surgiam, até aos últimos 20-30 anos do século XX na Austrália. Estes desenvolvimentos tiveram lugar gradualmente e pode considerar-se que evoluíram naturalmente.

A especialização moderna, através de estudos de pós-graduação, foi incentivada na profissão veterinária, uma vez que era vista como parte do desenvolvimento da profissão médica. A criação do Australian College of Veterinary Scientists, atualmente conhecido como ANZCVS, tinha por objetivo dar um estatuto oficial ao que tinha evoluído naturalmente, conferindo formalmente qualificações de especialista. Desde a década de 1970, os indivíduos têm procurado obter qualificações do Colégio para exercerem a sua atividade como especialistas. Embora o número de especialistas seja relativamente pequeno em relação à população veterinária em geral, tornou-se uma parte integrante do panorama veterinário na Austrália. Na sua publicação, o Australasian Veterinary Boards Council Inc (AVBC), que gere o registo de especialistas na Austrália, enumera 27 categorias de especialistas (Anon. 2017). As qualificações aceites para o registo de especialista na Austrália exigem Fellowship para os candidatos australianos e neozelandeses e Diplomate para os candidatos dos EUA, da Europa e do Royal College.

Quais foram os resultados? A especialização foi bem recebida. Os veterinários qualificados de hoje estão registados, mas os que exercem a sua atividade em clínicas são obrigados a informar os seus clientes de que também estão disponíveis serviços especializados. Os veterinários recém-formados de hoje não foram educados ou treinados para realizar tarefas que exigem conhecimentos especializados. Este facto contrasta fortemente com os dias em que os cientistas veterinários eram considerados capazes de lidar com todos os problemas de todas as espécies. Terá esta evolução surgido naturalmente ou terá sido imposta? Será que as pessoas com qualificações veterinárias básicas estão limitadas no que podem fazer? [th]Durante o século XX, os médicos veterinários qualificados eram considerados "especialistas" no domínio dos cuidados com os animais e tentavam, com diferentes graus de competência, resolver todos os problemas que encontravam. O mesmo não se pode dizer dos licenciados do final do século ou dos actuais. Tal como os seus homólogos médicos, foram relegados para o papel de clínicos gerais, capazes de lidar com os problemas quotidianos da prática geral, tais como vacinações e cuidados médicos e cirúrgicos simples. No entanto, para procedimentos difíceis ou complicados, o veterinário geral deve informar o cliente de que estão disponíveis serviços especializados e que pode preferir uma segunda opinião ou encaminhamento (Rosenthal 2007). É de notar que a questão não é se o especialista é mais competente ou mais capaz; a questão é se ele ou ela tem uma qualificação especializada, adquirida através de formação e reconhecida pelos vários organismos veterinários. Esta tendência para a especialização privou o médico veterinário da utilização das suas competências, por respeito ao especialista.

A aquisição de uma qualificação veterinária básica ou especializada é um artefacto! São construções concebidas para facilitar a interação humana, criadas para facilitar um serviço eficiente. São construções ou tradições que, ao longo do tempo, foram aceites por uma sociedade e são quase inteiramente auto-reguladas. Uma observação que fiz, que pode ou não ser relevante, é o facto de a especialização veterinária ter coincidido com a predominância de mulheres licenciadas. Talvez as licenciadas, que muitas vezes trabalham a tempo parcial e podem dedicar algum tempo à educação da família, apreciem a presença de colegas especializados.

Prática urbana de animais de companhia: A prática clínica privada é o principal empregador dos veterinários na Austrália e divide-se em prática urbana de animais de companhia e prática rural de animais de grande porte. No entanto, a grande maioria trabalha em clínicas de pequenos animais localizadas em cidades australianas ou em grandes centros regionais, com Heath (2007) a estimar que não mais de 12% dos esforços dos veterinários australianos são dedicados a animais de quinta.

Outrora descritos como animais de estimação, os cães e os gatos adquiriram atualmente o estatuto de membros da família. Ocupam um lugar especial no afeto dos seus donos. Hoje em dia, os cavalos entram nesta categoria porque também eles são amados. Além disso, o cavalo é utilizado pelas suas proezas nas corridas, o que introduz o jogo e o entretenimento, pelo que existe também um incentivo financeiro para procurar cuidados veterinários. Embora muitos trabalhem no domínio dos pequenos animais, são relativamente poucos os que se dedicam exclusivamente aos cavalos.

Não é provável que a procura de serviços veterinários para animais de companhia diminua. À medida que uma sociedade se torna mais rica, gasta mais do seu rendimento disponível em produtos e serviços considerados não essenciais (Dunlop 1977; Knight 1978). No entanto, a taxa de crescimento das práticas relacionadas com os animais de companhia não corresponde ao aumento da população de animais de companhia. Isto significa que, no futuro, a oferta de serviços veterinários ultrapassará a procura e, a menos que se verifique um aumento do montante que os clientes estão dispostos a gastar com os seus animais de estimação, tal conduzirá inevitavelmente a uma redução dos rendimentos (Dunlop 1977; Knight 1978; Frawley 2003; Heath 2007). É provável que isto afecte alguns consultórios mais do que outros. Já estamos a ver muitos consultórios a adotar o merchandising para apoiar os seus rendimentos.

Uma inovação recente na Austrália foi a criação de consultórios de empresas como alternativa ao tradicional consultório operado pelo proprietário, representando um modelo de negócio inteiramente novo que pode oferecer economias de escala. Os consultórios de empresas procuram obter vantagens comerciais localizando-se em grandes lojas de venda a retalho e os consultórios agrupam-se para obterem produtos a custos mais baixos. Revistas comerciais como "The Veterinarian" e "Vet Practice" têm dado muita cobertura a este fenómeno.

Prática rural: A prática rural tradicional que envolve o tratamento de animais na exploração agrícola ainda existe, mas não à escala de anos anteriores (Needham 1958; Niederer 1958). A conclusão do inquérito apresentado nesta tese de que menos de 10% dos cientistas veterinários se ocupam dos animais na exploração agrícola confirma esta tendência. Atualmente, a prática rural está cada vez mais dependente do tratamento de cães e gatos para a sua sobrevivência (Morris *et al* 1972, Heath 2007; Maxwell 2018).

thA tomada de consciência, na primeira metade do século XX, das limitações da abordagem terapêutica tradicional da agricultura económica levou a uma procura de formas alternativas de servir os agricultores (Cole 1958; Osborne 1958; Taylor 1958; Johnstone 1964). A consequente passagem para a prática de aconselhamento ou de contratos foi vista como a forma de o conseguir e, na linguagem atual, poderia ser considerada a "melhor prática". No entanto, a adoção deste tipo de serviço veterinário pelos agricultores não tem sido generalizada (Abbott 1988; Bell 1988).

A prática de aconselhamento rural utiliza essencialmente as mesmas metodologias que a prática terapêutica, mas recorre a outras tecnologias. Um grupo de animais é confrontado com um problema de saúde ou de produção. Utilizando várias técnicas de diagnóstico, como necrópsias, ensaios de investigação terapêutica e outros procedimentos, tenta-se determinar a(s) causa(s) do problema e, através da manipulação da criação e do maneio dos animais e da eventual administração de anti-helmínticos, vacinas ou suplementos nutricionais, etc., tenta-se repor o grupo de animais num nível de saúde ou de produtividade considerado aceitável. Este processo exige um investimento considerável de tempo, pelo que a faturação não é geralmente feita com base numa taxa de serviço, mas sim com base num contrato. Este processo difere consideravelmente do calendário terapêutico e exige paciência por parte do veterinário e do cliente. A falta de gratificação imediata pode contribuir para a adoção tardia da prática contratual (Osborne 1958; Johnstone 1964; Maxwell 1978).

Se não houver uma mudança significativa na oferta de prática rural ou de outras formas de emprego e se a agricultura continuar a diminuir como um dos principais contribuintes para a economia australiana, a prática rural continuará muito provavelmente a ser a prática de estimação na Austrália rural.

th**Serviços veterinários governamentais:** No início do século XX, os governos dominavam a prestação de serviços veterinários aos criadores de gado australianos. Todos os governos estaduais e territoriais, bem como o governo federal, prestavam um serviço completo através de funcionários no terreno e especialistas em diagnóstico. Esta situação alterou-se quando as bolsas de estudo financiadas pelo Estado cessaram na década de 1970 e o número e a proporção de veterinários do governo na Austrália diminuíram drasticamente (Morris *et al* 1972; Widdows 1976).

Este declínio pode ter parado, pois parece que o número de veterinários que trabalham para o governo estabilizou, como mostram os dados apresentados no questionário do inquérito e pela AVA (Neutz 2015). No entanto, os que trabalham estão principalmente concentrados nas áreas de administração e regulamentação, com quase 70% dos inquiridos a concordar que os serviços veterinários do governo são agora predominantemente burocráticos.

A situação observada em 1950, quando o número de veterinários do Estado era igual ao número de profissionais, já não existe e é pouco provável que se repita no futuro.

Quarentena veterinária: A Austrália registou incursões de doenças exóticas importantes, que não se estabeleceram na população animal doméstica ou foram eliminadas por medidas de erradicação. Desde o início, a quarentena foi vista como uma função governamental. thNa Federação, com a aprovação do *Quarantine Act (1908),* a quarentena foi atribuída aos governos da Commonwealth, dos Estados e dos Territórios e os médicos privados foram excluídos desta atividade, que prevaleceu durante todo o século XX.

Foram efectuadas várias revisões de quarentena e foram feitas recomendações para reforçar a capacidade de quarentena da Austrália; no entanto, apesar destas medidas, continuam a ocorrer incursões de doenças. Apesar destas medidas, as incursões de doenças continuam a registar-se. Com a tendência para a globalização, que resulta numa maior e mais rápida circulação de pessoas e bens entre países, os riscos aumentaram consideravelmente (Beale 2008).

[th]Um dos principais relatórios sobre quarentena no século XX, o Relatório Nairn (1996), afirmava que a vigilância e o controlo eram elementos essenciais para cumprir as obrigações internacionais da Austrália e que os veterinários tinham um papel central a desempenhar nesta área. [th]No entanto, com a redução dos serviços governamentais em toda a Austrália na segunda metade do século XX, as componentes veterinárias da quarentena deterioraram-se e, por conseguinte, tornaram-se um motivo de preocupação. Frawley afirmou que o sistema de quarentena australiano estava em causa e precisava de ser melhorado e, desde então, outros estudos fizeram outras recomendações para este fim. No entanto, atualmente temos um sistema que dá a impressão de funcionar, mas que poderia falhar se uma doença exótica entrasse no rebanho australiano (Matthews 2011). A resposta de Frawley foi estabelecer a RVA, mas, como o tempo mostrou, não foi bem-sucedida. A questão não é apenas se o nosso sistema atual pode resistir a uma incursão de doença, mas se a quarentena funciona realmente. Poderá a nossa boa sorte em afastar as doenças dos animais exóticos dever-se mais à serendipidade do que à vigilância?

[th]A quarentena tem sido praticada na Austrália desde meados do século XVIII ( ) e é amplamente considerada como um método essencial para manter a nossa imagem "limpa e verde". No entanto, 80 anos após a introdução da *Lei da Quarentena (1908),* a Lindsay Review colocou a seguinte questão: "A quarentena funciona? Atualmente, quase 30 anos depois, esta pergunta continua sem resposta. Se a quarentena é importante para a Austrália, um sistema eficaz de vigilância e controlo deve tornar-se uma prioridade. Caso contrário, é apenas uma questão de tempo até que ocorra a próxima incursão de uma doença animal. Parece que há duas questões que precisam de ser abordadas. Em primeiro lugar, deverá a quarentena ser da exclusiva responsabilidade do governo? Talvez a condução, o controlo e o registo dos dados da quarentena devessem ser confiados a um organismo não governamental. Em segundo lugar, os veterinários são essenciais para a realização da vigilância e do controlo da quarentena? O pessoal de quarentena foi unânime em afirmar que são necessários e alguns lamentaram o facto de, no passado, os veterinários funcionarem mais como técnicos do que como decisores e líderes. Se for esse o caso, devem ser formados efetivamente nesta disciplina.

Uma das perguntas do inquérito era: "Se um programa de monitorização do gado fosse conduzido de uma forma profissional e comercialmente viável, estaria disposto a participar?" Cinquenta por cento dos inquiridos responderam afirmativamente. A Animal Health Australia gere o Projeto Nacional de Vigilância das EET (NTSESP) para garantir que a Austrália se mantém livre de encefalopatias espongiformes transmissíveis e pode solicitar a cooperação dos criadores de gado, bem como dos médicos veterinários rurais. Em 2016, a *Lei da Quarentena (1908) foi* revogada e substituída pela *Lei da Biossegurança (2015).* No entanto, a quarentena continua a ser considerada uma responsabilidade do governo.

Ensino veterinário: A primeira questão a colocar é se o ensino veterinário deve ser confinado à universidade. Durante a maior parte da história da prática veterinária - cerca de 4.000 anos - o ensino e a formação têm sido ministrados no local de trabalho, com o aspirante a veterinário a realizar uma aprendizagem (Caple 2011). Não há provas de que seja necessário frequentar a universidade durante cinco anos ou mais para produzir cientistas veterinários competentes. Poder-se-ia argumentar que o ensino da teoria na universidade é adequado, mas a aquisição de competências práticas é muitas vezes insuficiente. Recentemente, perguntei a um recém-licenciado sobre a sua experiência de castração de garanhões. A resposta foi esclarecedora: a teoria do procedimento tinha sido ensinada, mas nos cinco anos que este estudante tinha estado na universidade não tinha observado ou efectuado a castração de um único garanhão. O inquérito revelou que menos de metade dos entrevistados (35%) foram supervisionados por um veterinário experiente aquando da sua licenciatura, e tiveram de aprender trabalhando com animais de clientes. Por outras palavras, a sua formação contínua teve de ser complementada pela experiência no terreno! Por conseguinte, uma alternativa ao ensino universitário atual para a disciplina de veterinária consiste em reenviá-la para o local de trabalho, como acontecia antes de 1762, data do início do ensino universitário moderno.

Na sequência das reformas Dawkins de 1988, o principal objetivo das universidades australianas é alcançar a viabilidade permanente através da gestão de uma empresa de sucesso, o que levou a um sério questionamento das capacidades dos licenciados em veterinária (Smits 1977; Coleman *et al* 2000). O modelo atual de ensino veterinário está em vigor há 100 anos e, embora muitas pessoas empregadas no sector o considerem satisfatório, pode ter chegado ao fim. É possível que empresários privados entrem no domínio do ensino veterinário, como aconteceu com o CVM de Kendall. No entanto, isso só acontecerá se for rentável. Este facto é particularmente relevante na medida em que o financiamento público dos cursos universitários de veterinária diminui e o custo dos cursos aumenta significativamente. Isto poderá significar que a atenção se centrará não só no custo do ensino universitário, mas também nas disciplinas que devem ser mantidas e nas que devem ser eliminadas. Como já foi referido, o número de estudantes de medicina veterinária é extremamente reduzido em comparação com o número total de estudantes do ensino superior. No entanto, os seus custos para a universidade são consideráveis, pelo que, por razões puramente económicas, os estudos de veterinária poderiam ser suprimidos em algumas universidades.

No passado, o financiamento público do ensino veterinário era visto como um benefício público, um "bem público", porque a agricultura era o maior componente da economia australiana. Por conseguinte, o enfoque dos veterinários no gado económico do país podia ser visto como beneficiando diretamente todos os australianos ao aumentar a nossa produtividade agrícola. Atualmente, porém, a maioria dos licenciados em veterinária trabalha em zonas urbanas para satisfazer as necessidades dos donos de cães e gatos, e o argumento do "bem público" pode já não ser válido. Esta situação é complicada pelo excesso de oferta de licenciados em veterinária, embora alguns contestem a existência de um excesso de oferta. Este excesso de oferta existe desde a década de 1970 e, com a chegada das três novas escolas, irá acelerar, a menos que surja uma nova via de emprego para os cientistas veterinários. A teoria económica simples diz-nos que quando a oferta excede a procura, os rendimentos diminuem (Heath 2002: Lofstedt 2003).

Na Austrália, cada escola é autónoma e tem o seu próprio programa curricular, de ensino e de formação, concentrando-se em determinadas espécies animais e atribuindo diplomas diferentes. O ensino de animais de companhia e de animais de rendimento, ministrado "num contexto prático", é o que é exigido para a formação veterinária de base. Deverá estar disponível uma formação que utilize tecnologias modernas e os licenciados que desejem especializar-se podem fazê-lo a nível de pós-graduação.

Há quatro questões que devem ser colocadas sobre o futuro do ensino veterinário na Austrália: o que deve ser ensinado, quem deve ensiná-lo, quem deve recebê-lo e quem deve financiá-lo?

O que é que deve ser ensinado? Quem o deve ensinar? Qualquer pessoa que tenha frequentado a universidade pode atestar a qualidade variável do ensino, que tem sido registada na literatura (Heath 1992; Collins 1994; Rex 1994). O ensino veterinário deve ser ministrado por aqueles que querem ensinar e formar a próxima geração de veterinários. Isto seria facilitado no atual sistema universitário se tanto os professores como os investigadores fossem reconhecidos. Além disso, a melhor maneira de o conseguir é afastar-se do modelo atual da escola veterinária universitária.

Quem o deve receber? O acesso a um curso universitário de veterinária está reservado a um pequeno grupo de candidatos e a maioria dos estabelecimentos baseia a sua decisão nas boas notas obtidas na escola. Por outras palavras, o estudante de veterinária selecionado demonstrou a sua capacidade de obter boas notas na escola. Há alguma prova de que os estudantes que são bons a passar nos exames se tornarão veterinários competentes e eficazes, ou que os estudantes rurais permanecerão na Austrália rural?

Quem deve pagar? O estudante é o principal beneficiário de um ensino universitário e é responsável pelo seu financiamento. Todos os jovens australianos aspiram a ter a sua própria casa, e conseguem-no contraindo uma hipoteca. Porque é que a sua futura carreira deveria ser diferente? Poder-se-ia argumentar que os estudantes de veterinária, uma vez licenciados, serão úteis à sociedade, tal como o foram no passado. O ensino veterinário universitário financiado pelos contribuintes baseava-se no argumento de que se tratava de um "bem público", o que pode ter sido verdade no passado; no entanto, atualmente, a maioria dos licenciados em veterinária procura empregos ao serviço de cães e gatos, pelo que o argumento já não é válido.

Outros artigos derivados desta investigação "The Failure to Provide an Effective Veterinary Service for sheep in Australia" Em 2018, foi dada uma palestra numa reunião bienal da AVA e foram publicados artigos sobre o tema "Why have Australia's veterinary scientist failed to provide an effective service to the country' premier livestock?".

Para que um serviço seja útil, os prestadores devem ser competentes e os consumidores devem estar dispostos a utilizá-lo. Nos mais de 200 anos de história da Austrália, nunca houve um serviço veterinário eficaz para os ovinos, prestado por veterinários e utilizado pelos produtores de ovinos. O problema foi examinado e colocou-se a questão: o problema está no serviço prestado ou na utilização desse serviço pelos produtores de ovinos; trata-se de um problema de oferta ou de procura e a resposta é que se trata de ambos. Os cientistas veterinários australianos não estão a prestar um serviço que seja considerado valioso para os produtores de ovinos e os produtores de ovinos não querem pagar por esse serviço (Maxwell 2018).

"A ciência veterinária tem futuro na Austrália? Foi efectuado um estudo com base na situação na Austrália para responder à questão de saber se a ciência veterinária tem futuro.

Num livro recente, académicos britânicos colocaram a questão: "Precisamos das profissões?" e, neste artigo, eu coloquei a questão: "Precisamos da profissão veterinária?" O artigo continua a análise da situação encontrada na Austrália, através de uma revisão da literatura e investigação actuais para prosseguir o argumento de que a disciplina académica da "ciência veterinária" pode já não se justificar (Maxwell 2018).

thA ciência veterinária surgiu com o advento da era científica no século XVIII ( ), quando foram criados cursos universitários para o ensino desta disciplina. Antes disso, a arte da medicina e da cirurgia veterinárias era praticada por médicos empíricos que serviam de aprendizes.

O ensino veterinário na Austrália começou com a criação do Melbourne Veterinary College em 1888. A disciplina de ciências veterinárias existe, portanto, há 130 anos. thNo entanto, uma série de mudanças afectou as universidades e as áreas disciplinares no último quarto do século XX e conduziu a grandes alterações na ciência veterinária. Esta tese explora estas mudanças e descreve como os serviços veterinários se deterioraram ao ponto de se colocar a questão: será que precisamos mesmo de veterinários? As sete escolas de veterinária da Austrália estão a produzir licenciados em veterinária, principalmente mulheres que preferem trabalhar a tempo parcial em clínicas urbanas de caninos e felinos e, como tal, deverá esta disciplina ser financiada pelo Estado?

Capítulo 5: Conclusão

Durante milhares de anos, a medicina veterinária foi praticada como um ofício. No entanto, há cerca de 250 anos, o ofício foi substituído por uma disciplina científica. A formação universitária em veterinária substituiu a educação e a formação para um ofício; a formação científica na universidade substituiu a formação em regime de aprendizagem; a ciência substituiu um ofício. Terá sido um êxito ou haverá um regresso à profissão de veterinário?

Por volta da mesma altura, a Grã-Bretanha estabeleceu uma colónia penal na costa leste da *Terra Austrália*. Esta monografia centra-se no desenvolvimento da ciência veterinária na Austrália.

thCom o estabelecimento de uma colónia penal no outro lado do mundo da Grã-Bretanha, havia pouca necessidade de veterinários; no entanto, no século XIX, veterinários intrépidos empreenderam a viagem para a nova terra e, a partir de 1841, há provas do estabelecimento de práticas veterinárias no estado de Nova Gales do Sul (Mylrea 1994).

Na sequência da decisão do novo governo federal australiano de promover a agricultura, foram criadas faculdades de agricultura e veterinária em Sydney e Melbourne, as universidades mais antigas da Austrália (Stewart 1913; Anon 1925a e b). Os primeiros licenciados procuraram emprego no governo, onde as doenças dos animais eram objeto de investigação, de modo que, na década de 1950, a maior parte das principais doenças dos animais tinha sido elucidada (Bull 1951). Outros primeiros licenciados procuraram trabalho em consultórios privados, universidades ou empresas agrícolas.

thEm meados do século XX ( ) havia cerca de 400 cientistas veterinários, metade dos quais trabalhavam para o governo e a outra metade na prática, no ensino e na investigação para várias instituições. Na segunda metade do século, assistiu-se a uma inversão desta tendência, com a maior parte dos licenciados a entrar na prática privada e, no final do século, havia cerca de 6 000 cientistas veterinários (Frawley 2003).

Antes da Federação, em janeiro de 1901, os veterinários eram raramente chamados, uma vez que o país deixou o seu passado de colónia penal e se tornou uma economia agrícola fortemente dependente da produção de lã. Os veterinários eram considerados especialistas em doenças dos equídeos, mas não eram chamados quando surgiam doenças do gado. Tudo isto mudou na altura da Federação, quando a presença de veterinários foi considerada necessária para resolver os problemas associados às doenças dos animais. Inicialmente, os serviços prestados às zonas rurais da Austrália eram fornecidos pelo governo e funcionavam como um serviço gratuito para a comunidade agrícola. Os médicos privados prestavam serviços terapêuticos individuais aos animais, tanto na Austrália urbana como rural.

[th]O século XX começou com a primeira *lei de quarentena* da Austrália (1908) e duas escolas de veterinária, uma na Universidade de Melbourne (1909) e outra na Universidade de Sydney (1910).

Na primeira metade do século, o governo dominava a prestação de serviços veterinários (Pearson 2011); por exemplo, todas as principais pesquisas sobre ovinos foram conduzidas por cientistas veterinários do governo e de universidades (Bull 1951). Durante este período, a prática privada lutou para conseguir um lugar para si própria (Cole 1958; Osborne 1958; Taylor 1958), resultando num cisma entre os veterinários empregados em instituições, como o governo, as universidades e a indústria, e os empregados na prática privada.

Na segunda metade do século, os profissionais tornaram-se predominantes. Esta situação ocorreu numa altura em que o colapso da agricultura australiana - as recessões rurais dos anos 60 e o colapso do boom da carne de bovino nos anos 70 - conduziu a um declínio da agricultura na economia australiana, o que teve repercussões em todos os serviços prestados à agricultura, incluindo os serviços veterinários.

O que se seguiu foi uma série de mudanças culturais que alteraram significativamente a prestação de serviços veterinários na Austrália, tanto a nível governamental como privado. Por exemplo, a profissão veterinária tornou-se a indústria veterinária; o governo contraiu-se drasticamente depois de ter começado a cobrar pelos seus serviços; os consultórios privados tentaram manter-se viáveis lidando quase exclusivamente com animais de companhia; os consultórios privados recorreram ao merchandising, vendendo alimentos para cães e gatos para se manterem viáveis; houve um excesso de oferta de licenciados em ciências veterinárias; foram tentadas outras abordagens veterinárias para revigorar os serviços veterinários para animais de criação; e tudo isto teve lugar num contexto de agitação nas universidades australianas.

[th]A peste bovina, a peste suína, a doença de Newcastle e o tremor epizoótico foram detectados e controlados durante a primeira metade do século XX e, durante a segunda metade, foram tomadas medidas para melhorar a quarentena, tais como a construção de estações off-shore e o desenvolvimento de um plano de emergência veterinária australiano. Estas medidas foram acompanhadas de revisões da quarentena, sendo as duas mais importantes a revisão Lindsay (Lindsay 1988) e a revisão Nairn (Nairn 1996).

[th]Foram criadas três escolas de veterinária na Austrália durante a primeira metade do século XX, em Melbourne (1909), Sydney (1910) e Queensland (1936), e estas escolas estiveram na origem da formação de cientistas veterinários na Austrália. O ensino ministrado por estas escolas tem sido objeto de debate (Gunn 1927; Bull 1928; Seddon 1928). Na altura, a oferta de licenciados não satisfazia a procura de veterinários. Esta situação alterou-se com o desenvolvimento de uma quarta geração de veterinários.

Murdoch University School of Veterinary Medicine, onde se começou a falar de um excesso de oferta de licenciados em ciências veterinárias (Morris *et al* 1976; Frost 1976: Widdows 1976). Além disso, o grau básico de BVSc, que era concedido pelas três primeiras escolas, foi modificado em Murdoch pela concessão de um grau diferente.

Desde o início do ensino universitário na Austrália, estas instituições eram vistas como independentes em termos do que ensinavam e da forma como eram financiadas, com os estudantes a pagarem propinas pelo privilégio de frequentarem a universidade. O controlo estatal, que existia para o ensino escolar, não se aplicava às universidades, que eram vistas como elitistas (James *et al* 2013). Esta situação alterou-se quando o governo australiano legislou a abolição das propinas em 1974, tendo sido introduzidas novas alterações em 1988 (Davis 2013). O número de estudantes universitários cresceu exponencialmente, passando de menos de 400 000 (1987) para 1 220 000 (2012). Este facto foi acompanhado por um questionamento da qualidade dos licenciados, incluindo os cientistas veterinários.

Estas alterações, consideradas como uma deterioração grave, levaram o governo australiano a efetuar uma revisão dos serviços veterinários rurais para avaliar as capacidades dos serviços veterinários da Austrália (Frawley 2003). Esta análise revelou uma deterioração dos serviços veterinários prestados, da quarentena e da educação veterinária. Frawley constatou que apenas 20-30% dos criadores de gado utilizavam os serviços veterinários. Além disso, reconheceu que, apesar de metade dos licenciados em veterinária da Austrália terem iniciado as suas carreiras no país, a maioria abandonava o país ao fim de cinco anos para prosseguir as suas carreiras nas cidades. Em 2007, um académico referiu que o número de cientistas veterinários por milhão de habitantes na Austrália era mais de 30% superior ao do Reino Unido ou dos EUA e previu que, no futuro, a maioria dos estudantes seriam mulheres e que não mais de 12% da força de trabalho veterinária seria dedicada à pecuária (Heath 2007). (Heath 2007).

Os primeiros anos deste século foram marcados por uma série de epidemias humanas e animais em todo o mundo, o que constituiu um desafio para o serviço de quarentena australiano, cuja deterioração foi reconhecida (Frawley 2003; Beale 2008; Matthews 2011).

Na Federação, as perspectivas veterinárias eram dinâmicas. Os cientistas veterinários estavam tranquilos com a sua formação e seguros do seu papel, auto-suficientes e confiantes no futuro, ao passo que 100 anos mais tarde os cientistas veterinários estão desorientados e em desordem. Puxados em diferentes direcções, com opiniões, exigências e influências divergentes, a ciência veterinária parece ter perdido o seu rumo (Rose 2000; Frawley 2003; Heath 2007). Foram tomadas medidas pelas escolas de veterinária existentes e foram criadas mais três, mas isto parece ter aumentado a confusão, sem produzir um objetivo comum. O excesso de oferta está a acelerar, a incapacidade de atrair homens para a ciência veterinária transformou-a num passatempo feminino a tempo parcial.

Atualmente, existem sete escolas de veterinária na Austrália, cada uma delas independente das outras e competindo com elas pelos estudantes, sem um currículo comum e dependendo do financiamento governamental. Esta disposição *ad hoc* significa que o que é ensinado é determinado pelo pessoal da escola em questão, com um certo cuidado para cumprir os requisitos de avaliação da universidade. Será que esta situação produziu licenciados em ciências veterinárias bem formados e bem treinados? Poder-se-ia discutir a qualidade do ensino ministrado por esta série de escolas de veterinária, mas não a falta de formação, uma vez que todos são formados após a licenciatura, no local de trabalho!

Ao longo dos 130 anos de formação de cientistas veterinários na Austrália, passámos de uma profissão incipiente de cientistas veterinários entusiastas, empenhados e determinados para um grupo confuso, sem direção e objetivo. Passámos da resolução de problemas veterinários nos animais para uma profissão que está à beira de se afundar na obscuridade, sem saber o que deveria estar a fazer. Já não se trata de uma comunidade científica com um objetivo e uma direção, mas sim de uma comunidade que copia assiduamente a confusão criada na medicina humana, onde a maioria dos licenciados se torna generalista e muito limitada no que pode fazer, deixando tudo o que é complicado para os chamados especialistas, que se concentram em aspectos menores. Furtivos, têm medo de ser levados a tribunal, quer pelo público em geral, quer pelos seus colegas cientistas veterinários.

Em resumo, os serviços veterinários governamentais e a prática rural deixaram de ser uma opção atractiva para os cientistas veterinários. O futuro da saúde animal nas indústrias pecuárias australianas e a prestação de serviços veterinários a estas indústrias tem sido uma preocupação durante muitos anos (Gordon 1959; Seir, Batey *et al* 1971; Sutherland e Gannon 1976; Gannon 1976; Lewis *et al* 1979). Coexistem três factores: o colapso da produção pecuária, a contração dos serviços veterinários governamentais e o fracasso da prática rural. No seu conjunto, estes factores não auguram nada de bom para o futuro da indústria pecuária australiana.

A experiência da ciência veterinária foi um êxito? A transição da profissão para a ciência foi tão bem sucedida como deveria ser, ou falhou? Será que devemos voltar à prática empírica da medicina veterinária, que já vem de longa data? A *justificação para esta* mudança foi o facto de o empirismo ter conduzido ao charlatanismo. Terá a ciência feito melhor? Atualmente, os veterinários adoptam uma série de pseudociências que se assemelham ao charlatanismo moderno. O médico empírico lidava com todos os animais; atualmente, os cientistas veterinários lidam quase exclusivamente com cães e gatos, enquanto alguns lidam com cavalos e gado.

A formação para uma profissão implica uma formação no local de trabalho e produz artesãos qualificados. O ensino universitário pode ser suficiente, mas não proporciona uma formação adequada. Os actuais estudantes de ciências veterinárias recebem pouca ou nenhuma formação e, para adquirirem competências, precisam de formação no local de trabalho, tal como os seus antecessores artesãos! Só por esta razão, a experiência científica foi um fracasso.

Referências

Albiston, H.E. (1951). Educação veterinária em Victoria. *Australian Veterinary Journal.* 27:253-257.

Alexander, G. (1978). Médicos veterinários australianos: Discurso Presidencial. *Australian Veterinary Practitioner* 8:75-77

Anon (1925a). A introdução da peste bovina em 1922. *Australian Veterinary Journal* 1:33.

Anon (1925b). As escolas de veterinária da Austrália. I. A Escola de Veterinária da Universidade de Sydney. *Australian Veterinary Journal.* 1 : 40-41.

Anon (1925c). As escolas de veterinária da Austrália. II. A Escola de Veterinária da Universidade de Melbourne. *Australian Veterinary Journal.* 1 : 75-77.

Anon (1929). A Escola de Melbourne. *Australian Veterinary Journal.* 5 : 89-90.

Anon (1936c). Obituário: A morte do Dr. W.T. Kendall. *Australian Veterinary Journal* 12:162-163.

Anon (1977). Editorial. *Australian Veterinary Practitioner* 7:167.

Anon (1999). Inquérito ASVS: Normas de competência para recém-licenciados. Contornar os *problemas:* 15-18.

Anon (2000). Conselho Consultivo de Quarentena e Exportação (QEAC). www.aphref.aph.gov.au-house-committee-jcpaa-aquis-submissions-sub13(4).pdfAcessado em setembro de 2015.

Anon (2006) The University of Melbourne Faculty of veterinary Science: VSAAC Self-Evaluation Report 2006 1-95.

Anon (2007). Cirurgião nomeado para dirigir a nova escola de veterinária. www.adelaide.edu.au/news/news23561.htmlAccessed março de 2016.

Anon (2012) Faculdade de Veterinária da Universidade de Melbourne: Relatório de Auto-Estudo de Acreditação 2012. Pp 1-100.

Anon (2016a). Colleges of Advanced Education/ Wikipedia. www.john.curtin.edu.au/aspirations/education.htmlAccessed janeiro de 2016.

Anon (2016b). Sítio Web da UQ. (https://www.uq.edu.au/study/html? Acedido em janeiro de 2016.

Anon (2016d). Revogação e substituição da Lei da Quarentena (Lei n.º 3 1908) em 16/6/2016 pela Lei da Biossegurança de 2015. www.agriculture.gov.au/biosecurity/legistaltion/new-biosecurity-legislation

Acesso em maio de 2017.

Anon (2017). Brochura de informação sobre o registo de especialistas na Austrália. Revisto em junho de 2017 . https://avbc.asn.au/wp-content/uploads/documents/public/SpecRegInfoBookletAusJun2017.pdf. Acedido em fevereiro de 2018.

Arundel, J.H. (1993). A Oração de Harold Albiston. *Australian Veterinary Journal* 70:281-283.

Arundel, J.H. (1995). The changing profession. *Australian Veterinary Journal* 72: 438-440.

Auty, J.H. (1976). The changing profession. *Australian Veterinary Journal* 52:246.

Back, C.J. (2012). Sustentabilidade política da profissão veterinária. The Kendal Oration for 2012. www.aph.gov.auAccessed novembro de 2016.

Baguley, J. (2011). Análise da procura e das receitas dos serviços veterinários para animais de companhia na Austrália entre 1996 e 2026, utilizando dados sobre as receitas do sector, o recenseamento dos agregados familiares e dados e previsões sobre a propriedade de animais de companhia. *Australian Veterinary Journal* 89:352-359.

Baker, J.B. (1936) Prática veterinária em associação com uma Fábrica de Manteiga. *Australian Veterinary Journal 12:25-28.*

Beale, R., Fairbrother, J., Inglis, A e Trebeck, D (2008) One Biosecurity: a working partnership. An independent Review of Australia's Quarantine and Biosecurity Arrangements Report to the Australian Government.

Beardwood, J.C. (1972). Controlo das doenças do gado em 1886. A primeira conferência veterinária interestadual (intercolonial) na Austrália. *Australian Veterinary Journal* 48:571-573.

Bell, K.J. (1988). The future direction of private veterinary services for the sheep industry. *Actas 110: Sheep Health & Production.* Sydney, Comité de Pós-Graduação em Ciências Veterinárias, Universidade de Sydney. 110:135-145.

Blood, D.C. (1964). Problems in veterinary Preventive Medicine (Problemas na medicina veterinária preventiva). *Australian Journal of Science.* 26 : 270-275.

Blood, D.C. (1992). Reabertura da escola. Em: Blood, D.C. Editor, *The University of Melbourne School of Veterinary Science A Recent History.* List Print, 45 Little Myers Street, Geelong, Victoria. Victoria, Austrália.

Bull, L.B. (1928). Educação veterinária para satisfazer os requisitos australianos. *Australian Veterinary Journal* 4:48-50.

Bull, L.B. (1938). Possible developments in the organisation of veterinary services: A National Veterinary Service in Australia. *Australian Veterinary Journal* 14:222-226.

Bull, L.B. (1951). O estudo da etiologia e do controlo das doenças dos ovinos na Austrália durante o meio século 1900-1950. *Australian Veterinary Journal.* 27:237-245.

Bull, L.B. e Murnane, D (1958). An outbreak of Scrapie in British Sheep imported into Victoria (Um surto de tremor epizoótico em ovinos britânicos importados para Victoria). *Australian Veterinary Journal.* 34:213-215.

Burvill, G.H. (1979). A marcha para a frente 1829-1889. In: Burvill, G.H. Editor, *Agriculture in Western Australia 150 years of development and achievement 1829-1979.* University of Western Australia Press, Perth: 4-17.

Callinan, I. (2008). Equine influenza: The August 2007 epidemic in Australia (Gripe equina: A epidemia de agosto de 2007 na Austrália).

www.equineinfluenzainquiry.gov.auAccessed julho de 2016.

Canfield, P.J. (2011). Cem anos: 'A escola ao pé da colina' Universidade de Sydney. pp 1-52.

Canfield, P.J. (2012). Um centenário de educação veterinária na Universidade de Sydney, com uma revisão do início da educação veterinária em Nova Gales do Sul. *Registo da história veterinária australiana.* 63:2-17.

Caple, I. W. (2011). A short history of veterinary education in Australia: the 120year transition from education for a trade to education for a profession. *Australian Veterinary Journal.* 89:282-288.

Churchward, R.E. (1972). Distribution of the Work Force of Members of the Australian Veterinary Association (Distribuição da força de trabalho dos membros da Associação Veterinária Australiana). *Australian Veterinary Journal.* 48:439.

Clark, W.T., Grandage, J. (2005). História inicial da Escola de Veterinária de Murdoch. *Registo da história veterinária australiana.* 43:10-24

Clark, W.T. (2008). O surto de peste bovina em Fremantle, Austrália Ocidental, em 1923. *Registo da história veterinária australiana.* 52:25-37.

Clements, B.A. (1976). A history of the events which culminated in the first faculty of veterinary science in Australia. *Australian Veterinary Journal.* 52:3639.

Cole, A.E. (1958). Organização da prática veterinária num distrito de ovinos. *Australian Veterinary Journal.* 34:423-427.

Coleman, G.T., Salter. L.K. e Thornton, J.R. (2000). Que competências devem ter os veterinários quando se licenciam? *Australian Veterinary Practitioner.* 30:124131.

Collins, G.H (1994). Educação veterinária - o triplo caminho para a reforma. *Australian Veterinary Journal.* 69:125.

Collins, G.H. (1996a). Um modelo para a mudança na ciência veterinária e no ensino veterinário. Resumo de um discurso de abertura na conferência conjunta AVA/NZVA; páginas 1 - 6.

Collins, G.H. (1996b). A reforma do ensino veterinário está na ordem do dia. *Vetscript* 9:2.

Craven, J, e Strous, J. (2004). Accreditation of Veterinary Schools in Australia and New Zealand (Acreditação de Escolas de Veterinária na Austrália e Nova Zelândia). *Journal Veterinary Medical Education.* 31 (2) : 100-104.

Croucher, G., Marginson, S., Norton, A., & Wells, J. (2013). Introduction. Em: Croucher, G. Marginson, S., Norton, A. e Wells, J. Editores, *The Dawkins Revolution 25 Years On.* Melbourne University Press, Carlton, Victoria 3053. 18

Davis, G. (2013). Forward. Em: Croucher, G., Marginson, S., Norton, A. e Wells, J. Editores, *The Dawkins Revolution 25 Years On.* Imprensa da Universidade de Melbourne, Carlton, Victoria 3053. VII-VIII.

Donnelly, K. (2007). In: Donnelly, K. Editor, *Dumbing Down Outcomes based and politically correct - the impact of the Cultural Wars on our schools.* Hardie Grant Books, 85 High Street Prahran, Victoria 3181, Austrália: 1-230

Dowling, D.F. (1963). The significance of animal health and husbandry in Veterinary Science (O significado da saúde e da criação de animais na ciência veterinária). *Australian Veterinary Journal.* 39:157-159.

Doyle, K.J. (2002). The role of the veterinary profession in quarantine (O papel da profissão veterinária na quarentena). Milestones in Australia's Veterinary History. www.vetsc.usyd.edu.au/avhs Acedido em julho de 2016.

Dunlop, R.H. (1977). Foundations of Veterinary Education (Fundamentos da

Educação Veterinária). [th] *Actas da 54ª Conferência Anual da Associação Veterinária Australiana.* Perth 1977:23-26.

Dunlop, R.H. Williams, D.J. (1996). Domesticação de Animais. In: Duncan, L editor. *Veterinary Medicine An Illustrated History.* Mosby, St. Louis.

Edwards. M.J (1976). Perspectivas para a prática rural na Austrália. *Victorian Veterinary Proceedings.* pp140-16.

Farquhar, R.N. (1969). Uma Quarta Escola de Veterinária na Austrália. *Australian Veterinary Journal.* 45 : 539-545.

Fawcett, A. (2014). A Universidade de Murdoch abraça a mudança. *O Veterinário.* setembro de 2014: p 5 e 30.

Fethers, G. (1933). The private practitioner and the State. *Australian Veterinary Journal* 9:79-80.

Filmer, J.F. ((1947). Serviços veterinários na Nova Zelândia. *Australian Veterinary Journal* 23:79-81.

Fisher, J.R. (1993) Veterinary surgeons in early New South Wales: a preliminary survey. *Registo da história veterinária australiana.* 8:4-11.

Fisher, J.R. (1994). O crescimento das indústrias pecuárias e da profissão veterinária na Austrália em 1850. *Australian Veterinary Journal.* 71:248-253.

Fisher, J.R. (1995). O desenvolvimento pastoral e a profissão veterinária na Austrália, 1850-1900. *Australian Veterinary Journal.* 72:126-130.

Fisher, J.R. (2002a). Origins and early Development of the Veterinary Profession (Origens e desenvolvimento inicial da profissão veterinária). Milestones in Australia's Veterinary History. www.vetsci.usyd.edu.au/avhsAccessed junho de 2016.

Fisher, J.R. (2002b). Origins and early development of the Australian veterinary profession: the nineteenth century (Origens e desenvolvimento inicial da profissão veterinária australiana: o século XIX). Milestones in Australia's Veterinary History. www.vertsci.usyd.edu.au/avhs Acedido em junho de 2016.

Fisher, J.R. (2002c). The early development of the Australian veterinary profession: the first half of the twentieth century (O desenvolvimento inicial da profissão veterinária australiana: a primeira metade do século XX). Milestones in Australia's Veterinary History. www.vetsc.usyd.edu.au/avhs Acedido em junho de 2016.

Frawley, P.T. (2003). Review of Rural Veterinary Services. *Departamento de*

Agricultura, Pescas e Florestas. Commonwealth of Australia: 1-109.

Frost, A.J. (1977). Supply and Demand for Veterinary graduates. [th]*Actas da 54ª Conferência Anual da Associação Veterinária Australiana; Simpósio: A Profissão Veterinária* 13-14.

Furedi, F. (2017), In: Furedi, F. Editor, *O que é que aconteceu à universidade? Uma exploração sociológica da sua infantilização*. Routledge, 2 Park Square, Milton Park, Abingdon, Oxon OX14 4RN.

Gannon, J.R. (1976). Relatório sobre um inquérito à prática rural. *Suplemento ao Australian Veterinary Journal 1976.*

Gee, RW (1994). Pride without prejudice (Orgulho sem preconceito). *Australian Veterinary Journal.* 71:1-2.

Gordon, H. McL. (1959). Educação veterinária. *Australian Veterinary Journal.* 35:64

Gunn, R.M.C. (1927). Veterinary Education. *Australian Veterinary Journal.* 2:44-47.

Hazard, G.H., Hughes, K.L. e Penson, P.J. (1979). Contagious Equine Metritis in Australia. *Journal Reproduction Fertility Supplement.* 27:337-42.

Heath, T.J. (1992). Educação Veterinária: desafios do futuro. *Australian Veterinary Journal.* 69:49-50

Heath, T.J. (2002). Número e distribuição dos veterinários australianos em 1981, 1991 e 2001. *Australian Veterinary Journal.* 80:400-405.

Heath, T. J. (2007). Para onde foram todos os planeadores? *Australian Veterinary Journal.* 85: 435-436.

Heath, T.J. (2008). Número, distribuição e concentração de veterinários australianos em 2006 em comparação com 1981, 1991 e 2001. *Australian Veterinary Journal.* 86:283-289.

Henry, M. (1935). Veterinary Education. *Australian Veterinary Journal.* 11:7677.

Hinchcliff, K.W., Tudor, E. (2011). Diversidade no ensino veterinário. *Australian Veterinary Journal.* 89:N23-N24.

Hindmarsh, W.L. (1960). Registos históricos da profissão veterinária na Austrália. 1. Educação veterinária em New South Wales. Secção 1, 1895-1918. *Australian Veterinary Journal.* 36:205-211.

Hindmarsh, W.L. (1967). Registos históricos da profissão veterinária em New

South Wales desde a fundação da colónia até 1863. *Australian Veterinary Journal.* 43 : 102-107.

Hindmarsh, W.L. (1971). Registos históricos da profissão veterinária na Austrália. 3. Saúde animal e legislação associada em New South Wales desde a fundação da colónia até 1900: Parte 2. A era Bruce. *Australian Veterinary Journal.* 47 : 510-516.

Hughes, K.L. (1985). Editor. *Actas da conferência internacional sobre medicina veterinária preventiva e produção animal.* Melbourne, Australian Veterinary Journal

James, R, Karmel, T e Bexley, E. (2013). Participação. Em: *A Revolução de Dawkins 25 anos depois.* Editores G. Croucher, S. Marginson, A. Norton e J. Wells. Melbourne University Press, 11- 15 Argyle Place South, Carlton, Victoria 3053, Austrália. Pp126-145.

Johnstone, I.L. (1964). An example of whole farm consultations in Australia (Um exemplo de consultas em fazendas inteiras na Austrália). *New Zealand Veterinary Journal.* 14:155-160.

Karasszon, D. (1988). In: Uma história concisa da medicina veterinária. *Akademiai Kiado es Nyomda Vallat.* Budapeste.

Knight, P.R. (1978). Certos aspectos da gestão da prática rural. *[th]Actas da 55[a] Conferência Anual da Associação Veterinária Australiana.* Sydney. 55:102-103.

Lewis, P.B., Wilkinson, F.C., Dunlop, R.H., Casey, R.H., Mickie, B.M., Bath, L.J. (1979). A prestação de serviços veterinários na Austrália Ocidental. *Relatório para a Divisão AVA/WA*: 1-7.

Lindsay, D. (1988) Australian Quarantine requirements for the future. Relatório do Comité de Revisão da Quarentena. Department of Primary Industries and Energy. ISBN 0 644 08162 7 pp1-227.

Lofstedt, J. (2003). Género e medicina veterinária. *Canadian Veterinary Journal.* 44:533-536.

Marginson, S. e Marshman, I. (2013). Sistema e estrutura. Em: Croucher, G., Marginson, S., Norton, A. e Wells, J (editores). A revolução de Dawkins 25 anos depois. Imprensa da Universidade de Melbourne, Carlton, Victoria, 3053. 56-74

Massy, C. (2011). Breaking the sheep's back: The shocking true story of the decline and fall of the Australian wool industry [Quebrar as costas das ovelhas: a chocante história verídica do declínio e queda da indústria de lã australiana]. Imprensa da Universidade de Queensland. ISBN 0 642 25971 2 pp 1-423.

Matthews, K (2011). Review of Australia's preparedness for the threat of foot and mouth disease (Revisão da preparação da Austrália para a ameaça da febre aftosa). Departamento de Agricultura, Pescas e Florestas do Governo australiano, Camberra.

Maxwell, J.A.L. (1978). Um serviço de medicina preventiva - produção animal na Austrália Ocidental. *thActas da 55ª Conferência Anual da Associação Veterinária Australiana,* Sydney. 55:72-73.

Maxwell, J.A.L. (2009). Prática veterinária rural na Austrália Ocidental: 1964 a 2007. *Faculdade de Medicina Veterinária da Universidade de Murdoch.* Tese de doutoramento, pp. 61-85.

Maxwell, J.A.L., Costa, N.D., Layman, L.L., e Robertson, I.D. (2008). Estudos sobre os serviços veterinários rurais na Austrália Ocidental: Parte B. Prática rural. *Australian Veterinary Journal.* 86:74-80.

Maxwell, J.A.L (2018). Veterinários australianos e o Relatório Frawley de 2002. Tese DVMSc da Universidade de Murdoch, Perth: 1-214.

Maxwell, J.A.L (2018). O fracasso em fornecer um serviço veterinário eficaz para ovinos na Austrália. *Revista integrativa de biociências veterinárias* 2(3):1-5. DOI:10. 31038/IJVB. 1000114.

***Maxwell 2018

***Maxwell 2018

McFarlane, D. (1963). Veterinary Medicine and Animal husbandry (Medicina veterinária e criação de animais). *Australian Veterinary Journal.* 39:160-162.

Miller, C.M. (2012). O Melhor Amigo do Homem está a tender para a Mulher. *University ofTennesseeHonorsThesisProjects.* www.trace.tennessee.edu/utk chanhonoproj/1558

Montgomery, I.W. e Hughes, K.L. (1985). Educação veterinária em Victoria. The re-establishment of the Melbourne Veterinary School. *Australian Veterinary Journal.* 62: 397-402.

Morris, R.S., Sutherland, C., O'Connor, P.F., Salisbury, J.R e Stott, W.S. (1972). A Survey of professional Activities of Veterinary Graduates in Victoria. *Australian Veterinary Journal.* 48:429-438.

***Morris, R.S. (1976) Supply and demand for veterinary surgeons in Australia. *Australian Veterinary Journal.* 52:485.

Moyer. J. (1999). Step-by-Step Guide to Oral History. http://dohistory.org/on

yourown/toolkit/oralHistory.htm#opAccessed August 2016.

Mylrea, P.J. (1994). Uma lista de verificação dos cirurgiões veterinários imigrantes no século XIX. *Australian Veterinary Journal.* 71: 8-11.

Nairn, M.E., Allen, P.G., Inglis, A.R e Tanner, C. (1996). Australian Quarantine: a shared responsibility. Department of Primary Industry and Energy, Camberra. pp 1-284.

Nairn, M.E. (2010). Reflexões sobre o AB-CRC. In: *The Australian Biosecurity CRC for Emerging Infectious Disease* Quality Press. 2-5.

Needham, N.A. (1958). Estabelecimento e manutenção de serviços veterinários em zonas rurais. *Australian Veterinary Journal.* 34:51-53.

Neutze, D. (2015). Veterinários do governo em falta. *Australian Veterinary Journal.* 93 :N20-N21.

Niederer, S.L. (1958). The establishment and maintenance of a rural veterinary practice. *Australian Veterinary Journal.* 34:54-56.

Osborne, H.G. (1958) The development of a veterinary practice in a sheep district. *Australian Veterinary Journal.* 34:428-431.

Parsonson, I.M. (1998). O contexto britânico da profissão veterinária nas colónias australianas. In: Parsonson, I.M. Editor, *The Australian Ark: A history of domesticated animals in Australia.* Publicação CSIRO, Collingwood, Victoria. Pp149-158.

Parsonson I.M. (2005). Génese da profissão veterinária. In: Parsonson, I.M. Editor, *Vets at War. A History of the Australian Army Veterinary Corps 19091946.* Canberra. Publicações de História Militar do Exército: 1-5

Pearson, I.G. (2011). Rumo a um consenso: a Associação Veterinária Australiana. *History of the veterinary profession in Australia (História da profissão veterinária na Austrália).* Brochura produzida pelo Grupo de Interesse Especial em História da Associação Veterinária Australiana.

Peel, L.J. (1973). History of Australian pastoral industries to 1960 (História das indústrias pastoris australianas até 1960). Em: Alexander, G. Williams, O.B., editores. The Pastoral Industries of Australia: Practice and technology of sheep and cattle production, Sydney. Sydney. Sydney University Press, Sydney: 41-75.

Porritt, D. (2013) Relatório de revisão da força de trabalho veterinária australiana. junho de 2013. www.ava.com.auAccessed janeiro de 2016.

Pratley, J.E. Abbott, K. (2012). Educação para a profissão de veterinário.

Agricultural Science. 24:30-33

Pryor, A.J. Egerton, J.H. (1990). O Comité de Acreditação das Escolas Veterinárias Australianas. *Australian Veterinary Journal.* 67:N166-167.

Pugh, L.P. (1962). In: *From farriery to veterinary medicine 1785-1795.* W. Heffer and Sons Ltd, Cambridge: xiii:1-7; 141-151.

Pullar, E.M. (1958). Educação veterinária em Victoria. *thActas 16 . Reunião Geral Anual da Associação Veterinária Australiana (Divisão Vitoriana).* Melbourne: 41-61.

Rex, M.A.E. (1994). Educação veterinária no mundo - mudança de atitudes. *Australian Veterinary Journal.* 70:369-372.

Robertson, W.A.N. (1923). Rinderpest in Western Australia 1923. *Publicação de Serviço (Higiene Veterinária) Número 1, Melbourne.* Commonwealth of Australia Department of Health 1:1-58.

Rose, R. (2000). Veterinary skills base for the future of the animal production industries. *Conferência Proceedings Animal Health in Australia - Securing our Future,* Animal Health Australia, Camberra: pp 48-51.

Rose, R.J. (2001). Faculty Culture Change and the Future (Mudança de Cultura do Corpo Docente e o Futuro). *Roundhouse,* Veterinary Science Foundation, Sydney. p2.

Rosenthal, M. (2007). O papel do generalista e do especialista na medicina veterinária atual. Suplemento à edição de novembro de 2007 do *Forum vétérinaire.*

http://d1uhp0uy75me04.cloudfront.net/mmah/3c/eaa1bdd07b4172a067ec6c95164d29/fileVF Specialist Web 0.pdf

Schwabe, C.W. (1984). Combatendo a fome através da prática veterinária. In: Stamathis, G. Editor. *rdVeterinary Medicine and Human Health.* 3 edn. Williams & Wilkins, Baltimore: 1-15.

Seddon, H.R. (1928) Veterinary Education. *Australian Veterinary Journal.* 4:5256.

Seddon, H.R. (1951). Veterinary Education in Queensland (Educação Veterinária em Queensland). *Australian Veterinary Journal.* 27:250-252.

Seddon. H.R. (1961). O desenvolvimento da ciência veterinária na Austrália. In: *The University of Queensland Veterinary School.* University of Queensland Press, Watson, Ferguson and Company, Brisbane: 15-42.

Sier, A.M., Batey, R.G. e Maxwell, J.A.L. (1971). Rural practice in Western Australia. *Relatório da Associação Veterinária Australiana - Divisão WA.* P1-8

Sharrock, G. (2013). Book Review: The Dawkins Revolution, 25 years on. http//the conversation.com/book-review-the-dawkins-revolutipn-25-years-on-19291 Acedido em julho de 2016.

Smith, F. (1927) In: *A History of the Royal Army Veterinary Corps 1796-1919.* Bailliere, Tindall and Cox, Londres: viii: 5-26.

Smithcors, J.F. (1958) In: *A evolução da arte veterinária. A narrative account to 1850.* Bailliere, Tindall and Cox, Londres: 1-408.

Smits, A.F. (1977) O que é que um licenciado deve ser capaz de fazer? *thActas da 54ª Conferência Anual da Associação Veterinária Australiana;* p27-28

Smyth, G.B. (2016). Recolha de dados sobre candidatos, ofertas, aceitações, estudantes e licenciados em ciências veterinárias na Austrália 2001-2013. *Australian Veterinary Journal.* 94:1-8.

Stephens, T. (2012). Ética profissional veterinária. In: Bowden, P. Editor, *Applied Ethics: Strengthening Ethical Practice.* Tilde University Press. Capítulo 19.

Stewart, J.D. (1913). Discurso presidencial. *thAssociação Australiana para o Avanço da Ciência: 14ª Reunião.* Melbourne. XIV:695-702

St George, T.D., Standfast, H.A., Cybinski, D.H. *et al* (1978). Isolamento de um vírus da febre catarral dos Culicoides recolhidos no Território do Norte da Austrália. *Australian Veterinary Journal* 54:153-154.

St George, T.D (2016). Pesquisa australiana de língua azul e serendipidade subsequente. *Registo histórico veterinário australiano.* 76:1-17.

Susskind, R. e Susskind, D. (2015). In: Susskind, R e D. Editores, *The Future of the Professions: How Technology Will Transform the Work of Human Experts.* Oxford University Press1-308.

Sutherland, A.K. (1976). Acções na prática rural. *Australian Veterinary Journal.* 52:55-56.

Sutherland, A.K. e Gannon, J.R. (1976). Recomendações para o relatório de um inquérito sobre a prática rural. *rdActas da 53ª Conferência Anual da Associação Veterinária Australiana,* Melbourne. 53:43-44.

Tait, J. (2002). A arte da venda a retalho na prática veterinária. *Canadian Veterinary Journal.* 43:303-305.

Taylor, P.F. (1958). A organização da prática veterinária num distrito de ovinos. *Australian veterinary Journal.* 34:432-435.

Taylor, J. (1992). W.T. Kendall e a sua profissão. *Australian Veterinary Journal.* 69:322- 324.

Throssell, G.L (1980). A epidemia de peste bovina de 1923 na Austrália Ocidental. A dívida da Austrália para com o ferrador-sergente W.E.F. Burton, veterinário licenciado. *Australian Veterinary Journal.* 56:200-201.

Truesdell, B, (2009). Técnicas de História Oral: Como Organizar e Conduzir Entrevistas de História Oral. http://www.indiana.edu/-cshmAccessed agosto de 2016.

Tucker, R. (1956). The antiquity of the veterinary profession and the earliest veterinary legislation (A antiguidade da profissão veterinária e a legislação veterinária mais antiga). *Australian Veterinary Journal.* 32:335-336.

Turner, A.J. (2011). Controlo e regulamentação de doenças endémicas na Austrália 19012010. In: *History of the veterinary profession in Australia (História da profissão veterinária na Austrália).* Brochura produzida pelo Grupo de Interesse Especial em História da Associação Veterinária Australiana.

Turner, A.J. (2011). Quarentena, exportações e doenças animais na Austrália 19012010. *Australian Veterinary Journal.* 89:366-371.

Wales, R.G. (1975). Employment of veterinary graduates in New South Wales (Emprego de licenciados em veterinária em Nova Gales do Sul). *Australian Veterinary Journal.* 51:285-290.

Widdows, F.A. (1976). Oferta e procura de veterinários e o futuro na Austrália. *Australian Veterinary Journal.* 52:596-598.

Woodruff, H.A. (1928). Observações sobre o ensino veterinário. *Australian Veterinary Journal.* 4:50-51

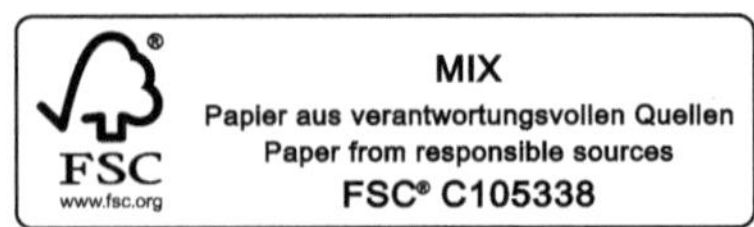

Printed by Books on Demand GmbH, Norderstedt / Germany